フローチャート いたみ漢方薬

ペインと緩和にさらなる一手

著 新見正則
帝京大学 医学部 外科
准教授

棚田大輔
兵庫医科大学病院
緩和ケアセンター副センター長

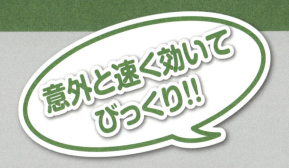
意外と速く効いて
びっくり!!

株式会社 新興医学出版社

推薦の言葉

いたみは辛いです．一刻も早くよくしたい．今回，広く「いたみ」全般に漢方薬を処方しようという企画です．本シリーズを企画し続けている新見先生が痛み診療の専門家・棚田大輔先生と強力にタッグを組み実現しました．

本書では，ペインクリニックでみる痛みと，緩和医療でみる痛みの2つに分けて展開しています．いつものようにフローチャートでどんな処方がよいかがわかり，漢方を初めて処方する先生方も適切な処方を選ぶことができるよう工夫されています．

棚田先生は緩和医療を専門とされており，「緩和医療の現場にいらっしゃる患者さんはあまり時間がありません．ですので，できるだけ切れ味のよい漢方薬が求められているのです」と言っています．効く効かないは，使ってみなければわかりません．ぜひ，困ったいたみをお持ちの患者さんに処方してみていただければと思います．

また，今回は初心者だけでなく，上級レベルの先生方にも面白く読んでいただける内容が満載です．現代中医学と日本の漢方医学をどう捉えたらよいのか，中国語を学び，実際に現代中医学を勉強されている新見先生の知見が光っています．読むと思わず誰かに教えたくなる現代中国のお話もコラムにちりばめてあります．

本書をぜひ，先生方の日常臨床にご活用いただけましたら幸いです．

令和元年7月

日本東洋医学会元会長名誉会員

松田邦夫

Flow Chart for Prescription of Kampo Medicine for Pain & Palliative Medicine

Masanori Niimi, MD, DPhil, FACS, Daisuke Tanade, MD

© First edition, 2019 published by
SHINKOH IGAKU SHUPPAN CO. LTD., TOKYO.
Printed & bound in Japan

はじめに

　フローチャート漢方シリーズにペイン・緩和医療の登場です．ペイン・緩和医療では誰よりも漢方を使用していると自負している棚田先生にメインパートを執筆してもらいました．初心者でもわかりやすく漢方を処方できるように，難しい漢方用語は極力避けて，しかし臨床で役立つように棚田先生の豊富な経験から処方選択の智恵を加えてもらいました．西洋医にとって，すべての訴えが西洋薬で解決できない現状で，かつ西洋医が保険診療で行える西洋医学以外の治療は漢方しかありません．漢方が好きであろうと，漢方が嫌いであろうと，西洋医学的治療で困った時に漢方薬を試すことは医者としての責務とも思っています．それは漢方薬治療が保険診療で行えるからです．そんな西洋医で保険医の僕たちが，困った時に役に立つフローチャートがこの本です．是非，みなさまの実臨床に実際に役立てていただけると幸いです．また僕が痛みの患者さんに処方する漢方薬も並べました．棚田先生に極力漢方用語を避けて，実臨床に役立つように記載をお願いしましたが，僕は敢えて和漢と現代中医学の解説を加えました．そしてさらに勉強したいと思う先生方のために和漢と現代中医学の違いを解説して，そして臨床にさらに役立つように工夫しました．

　令和元年7月

新見正則

本書の使い方

まず棚田先生のパートをご一読下さい．そこに実臨床に役立つ智恵がたくさん盛り込まれています．処方選択のヒントが初心者でもわかるように記載されています．そしてどんどんと西洋医学的治療で困っている患者さんに使用してください．この本は保険適用の漢方エキス剤を使用して患者さんの治療にあたることを念頭に置いています．煎じ薬も実は保険が効くのですが，ほとんど収益が見込めず，むしろ保険で処方すれば赤字となることが多い煎じ薬を扱うボランティアのような薬局はほとんどありません．よほど恵まれた先生以外は保険適用の煎じ薬を処方することはできません．よって保険適用漢方エキス剤を使用することがこの本の目的です．保険適用漢方エキス剤は和漢（日本の漢方）がベースになっています．保険適用の処方量で，漢方薬を構成する生薬で，急性毒性を有するものは皆無です．併用の禁忌もありません．処方の禁忌は小柴胡湯❾に3つ記載があるのみです．つまり，気楽にどんどんと使用できることが和漢の魅力なのです．現代医療で困っている患者さんに，一言「なにか起これば中止してくださいね．（漢方は比較的安全ですが，効くということは，不快な作用も生じる可能性が稀ですがあるということですよ）」と言い添えてください．それだけで，安全に処方可能です．飲み方は保険適用漢方エキス剤にはすべて食前と記載がありますが，患者さんには「食前は建前で，飲めなかったら食後でもいいですよ」と伝えてください．そうしないと，なかなか食前には飲めず，飲まないで漢方薬が余ってしまうことがあります．時間があれば，「西洋医学で治らな

かった症状に少しでも効く漢方を探しているのです．ですから，食前に忘れても，食後に，少なくとも1日3回飲んでくださいね」と説明しましょう．また，急性期の症状には倍量が有効なことがあります．しかし，僕たちは保険医ですので，1日3回で少々多めに処方して，「効果が少々あるようなら，倍量を飲んでもいいですよ」と言い添えればいいのです．麻黄や附子や大黄が入っていれば，倍量飲めば，交感神経刺激作用や，発汗作用，瀉下作用の頻度が高まりますので注意が必要です．

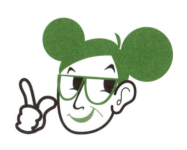

目　次

モダン・カンポウの基本　新見正則

西洋医のためのモダン・カンポウ ………………………… 14
漢方薬の副作用 …………………………………………… 15
痛み漢方薬早見表 ………………………………………… 20

痛みと漢方　新見正則

痛みをどうとらえるか …………………………………… 24
フローチャートの先にあるもの ………………………… 36
和漢と現代中医学の違い ………………………………… 45
徒然に思うこと　漢方は人を説得できるか？ ………… 56

痛みのフローチャート　棚田大輔

こむら返り ………………………………………………… 74
打撲 ………………………………………………………… 76
帯状疱疹 …………………………………………………… 79
帯状疱疹後神経痛 ………………………………………… 80
アロディニア ……………………………………………… 82
三叉神経痛 ………………………………………………… 84
片頭痛 ……………………………………………………… 86
緊張型頭痛 ………………………………………………… 88
硬膜穿刺後頭痛 …………………………………………… 90
肩こり ……………………………………………………… 92
五十肩（肩関節周囲炎） ………………………………… 94
外傷後頸部症候群（むち打ち症） ……………………… 96

項目	ページ
頸椎症	98
急性腰痛症（ぎっくり腰）	101
慢性腰痛症	102
腰椎椎間板ヘルニア	104
腰部脊柱管狭窄症（坐骨神経痛）	106
変形性膝関節症	108
関節リウマチ	110
舌痛症・肢端紅痛症	112
抜歯後遷延痛（神経障害）	114
肛門部痛	116
月経に関する痛み	118
線維筋痛症	120
乳房切除後疼痛症候群	122
レイノー症状	124

緩和のフローチャート　棚田大輔

項目	ページ
嘔気・嘔吐	130
食欲不振	132
お腹のキリキリする痛み	134
お腹の鈍い痛み（内臓痛）	136
浮腫傾向が強く冷えで起こる下痢・腹痛	139
オピオイドによる便秘・1	140
オピオイドによる便秘・2	142
腹水	144
神経障害性疼痛	146
カルボプラチン・パクリタキセルによる筋肉痛	148
化学療法による末梢神経障害	150
分子標的薬の副作用	153

化学療法による口内炎 ················· 154
放射線性食道炎・咽頭炎 ··············· 156
放射線性皮膚炎 ······················· 158
化学療法による下痢 ··················· 159
ゾレドロン酸投与時の発熱・痛み（筋肉痛・関節痛）··· 161
骨転移痛 ····························· 162
リンパ浮腫 ··························· 164
脳浮腫 ······························· 166
オピオイドや鎮痛補助薬による眠気 ····· 169
吃逆・1 ······························ 170
吃逆・2 ······························ 172
肺がんによる咳嗽・呼吸困難 ··········· 174
誤嚥性肺炎の予防 ····················· 176
悪夢 ································· 177
せん妄 ······························· 178
不眠 ································· 180
味覚障害 ····························· 182
唾液腺障害 ··························· 185
出血性膀胱炎 ························· 186
倦怠感・免疫力強化 ··················· 188
サルコペニア ························· 190
筋・筋膜性疼痛 ······················· 191

おまけ

頻用 10 処方 ·························· 194
緩和医療 頻用 10 処方 ················· 195
頻用処方解説 ························· 196

コラム　新見正則

漢方的診察の必要性は？ …… 22
腹診や舌診，脈診はやってみると面白い …… 65
どれも効く可能性がある？ …… 66
北京中医薬大学の大学院生と …… 67
逆境こそ勝機 …… 68
実利主義：それぞれがハッピーに！ …… 69
些細なことが有益かを知るには？ …… 70
先生，怖くないんですか？ …… 71
頑張れ大谷翔平　僕も頑張る！ …… 72

コラム　棚田大輔

便秘の西洋薬の進化と温故知新 …… 78
神経障害性疼痛 …… 100
ストレス社会に有効!?
抑肝散(54)と加味逍遙散(24) …… 126
抗加齢効果のある漢方薬 …… 127
食養生の実践 …… 128
がんの患者さんにみられる症状 …… 138
漢方薬とエビデンス …… 152
西洋薬と漢方薬の併用で QOL を保つ …… 160
セルフメディケーション漢方 …… 168
痛みの悪循環 …… 184

おわりに ………………………………………… 206
参考文献 ………………………………………… 208
索引 ……………………………………………… 211

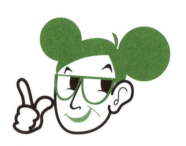

※本書で記載されているエキス製剤の番号は株式会社ツムラの製品番号に準じています．番号や用法・用量は，販売会社により異なる場合がございますので，必ずご確認ください．
※本書は基本的に保険適用の漢方薬を記載しています．
※本書は使いやすさを優先に一般的に使用されている商品名で記載しました．
※フローチャートに記載した星の数は，お勧め度（5段階評価）を表しています．
※中医学で用いられる方剤，生薬，文言に関しては基本的に読みがなを入れていません．

モダン・カンポウ
の基本

新見正則

西洋医のためのモダン・カンポウ

　漢方薬がペインや緩和領域で効果を発揮するためには，西洋医が漢方を使用することが必要です．腹部や脈，舌などの漢方の古典的診察によるヒントを用いなくても，役に立てば漢方薬を使用すればよいのです．そして漢方薬は保険適用されています．

　疑う前にまず使ってみましょう．そんな立ち位置がモダン・カンポウです．漢方薬は食事の延長と思って使用して構いません．しかし，確かに漢方には薬効があります．つまりまれに副作用も生じます．なにかあれば中止しましょう．それだけの注意を払って，患者さんに使用してください．

西洋医学の補完医療の漢方（モダン・カンポウ）

- 西洋医が処方する
- エキス剤しか使用しない
- 西洋医学で治らないものがメインターゲット
- 効かない時は順次処方を変更すればよい
- 現代医学的な視点からの理解を
- 古典を最初から読む必要はない
- 漢方診療（腹診や舌診）はしたほうがよいが必須ではない
- 明日からでも処方可能

大塚敬節先生は上記のような処方方法を「漢方薬治療」と呼んでいました．　　　　　　　（「大塚敬節著作集」より）

漢方の副作用

なにか起これば中止ですよ

　保険適用漢方エキス剤を1包内服しただけで死亡した事例はありません．また，保険適用漢方エキス剤で流産・早産した報告も皆無です．漢方薬はOTCでも売られており，医師の処方箋がなくても薬剤師の先生や登録販売者の判断で投与できる薬剤です．つまり一番安全な部類の薬剤なのです．しかし，薬効がある以上，まれに副作用も出現します．そんな副作用は徐々に，ボツボツ起こるので，「なにか起これば中止ですよ」といい添えればまったく心配ありません．

　しかし，理解力に欠ける高齢者では要注意です．「なにか起これば中止ですよ」の意味がわからないことがあるからです．そんな時は，2週間に一度の診察を行うことで安全に処方できると考えています．

麻黄剤

　麻黄からエフェドリンが長井長義博士により単離されました．麻黄を含む漢方薬を漫然と長期投与すると血圧が上昇することがあります．注意して使用しましょう．一般外来では麻黄剤を長期投与する時は血圧計を購入してもらって，そして血圧が上がるようなら再受診や電話相談をするように指示します．それを嫌がる患者さんでは2週間毎の受診を勧めれば問題ありません．

　「麻」の字がある漢方薬，麻黄湯㉗，麻杏甘石湯㊺，麻杏薏甘湯㉗，麻黄附子細辛湯㉗，に麻黄が含まれていることは簡単に理解できます．問題は「麻」の字が含まれないが麻黄

を含む漢方薬です．葛根湯①，葛根湯加川芎辛夷②，小青竜湯⑲，越婢加朮湯㉘，薏苡仁湯(52)，防風通聖散(62)，五積散(63)，神秘湯(85)，五虎湯(95)などです．ちなみに升麻葛根湯(101)の「麻」は升麻，麻子仁丸(126)の「麻」は麻子仁のことで麻黄とは無関係です．

甘草含有漢方薬に注意

甘草はグリチルリチンを含みます．長期投与すると偽アルドステロン症を発症することがあります．血圧が上昇し，血清カリウムが下がり，そして下肢がむくみます．甘草が1日量で2.5 gを超えると薬剤師の先生から，甘草の量を把握したうえで処方しているかの確認の電話をもらうことがあります．

しかし，他院で芍薬甘草湯(68)を1日3回数年間処方されてもまったくなんでもない患者さんが何人もいました．芍薬甘草湯(68)は構成生薬が2種類で漫然と投与すると耐性を生じ，また偽アルドステロン症の危険もあります．漢方を理解して処方していれば起こらないことですが，現実的に残念ながら起こっていることです．甘草含有量が多い漢方薬は**表1**のとおりです．

表1　甘草2.5 g以上含む漢方薬

6 g	芍薬甘草湯(68)
5 g	甘麦大棗湯(72)
3 g	小青竜湯⑲，人参湯㉜，五淋散(56)，炙甘草湯(64)，芎帰膠艾湯(77)，桂枝人参湯(82)，黄連湯(120)，排膿散及湯(122)，桔梗湯(138)
2.5 g	半夏瀉心湯⑭

一方で甘草は128内服薬中94処方に含まれています。すると漢方薬の併用で甘草は重複投与となり，甘草の量が2.5gを超えることは多々あります（表2）。注意すればまったく問題ないことですが，漫然とした長期投与は要注意です．

表2　エキス剤を複数処方する時は甘草の量に注意

処方①（甘草g）	処方②（甘草g）	①+②の甘草量（g）
芍薬甘草湯 68 (6)	柴胡桂枝湯 10 (2)	8
芍薬甘草湯 68 (6)	疎経活血湯 53 (1)	7
小青竜湯 19 (3)	小柴胡湯 9 (2)	5
苓甘姜味辛夏仁湯 119 (2)	小青竜湯 19 (3)	5
麦門冬湯 29 (2)	小柴胡湯 9 (2)	4
白虎加人参湯 34 (2)	小柴胡湯 9 (2)	4
麻杏甘石湯 55 (2)	小柴胡湯 9 (2)	4
苓甘姜味辛夏仁湯 119 (2)	小柴胡湯 9 (2)	4
葛根湯 1 (2)	桂枝加朮附湯 18 (2)	4
越婢加朮湯 28 (2)	防已黄耆湯 20 (1.5)	3.5
疎経活血湯 53 (1)	当帰四逆加呉茱萸生姜湯 38 (2)	3

※生薬が重なる時は，エキス剤では処方①+②の合計，煎じ薬では多いほうのみを処方します

　利尿剤を内服しているとカリウムが4以下となり不整脈を気遣う医師では，甘草含有漢方薬の投与を躊躇することがあります．そんな時は甘草を含まない漢方薬を知っていることが大切です．甘草を含まない漢方薬でも結構対応可能です．
　煎じ薬では去甘草（甘草を除く）とすればよいのですが，

構成生薬が固定されている漢方エキス剤では生薬を抜くことはできません．甘草を投与したくないけれど漢方薬を与えたい時は表3のなかから漢方薬を選ぶことになります．

表3 甘草を含まない処方

麻黄剤	麻黄附子細辛湯 127
瀉心湯	黄連解毒湯 15，温清飲 57，三黄瀉心湯 113
柴胡剤	大柴胡湯 8，柴胡加竜骨牡蛎湯 12
参耆剤	半夏白朮天麻湯 37
腎虚に	八味地黄丸 7，六味丸 87，牛車腎気丸 107
血虚に	七物降下湯 46，四物湯 71
駆瘀血剤	当帰芍薬散 23，桂枝茯苓丸 25，大黄牡丹皮湯 33
水毒に	五苓散 17，小半夏加茯苓湯 21，猪苓湯 40
附子剤	真武湯 30
建中湯	大建中湯 100
下剤	麻子仁丸 126，大承気湯 133
その他	半夏厚朴湯 16，呉茱萸湯 31，木防已湯 36，茯苓飲 69，辛夷清肺湯 104，猪苓湯合四物湯 112，茯苓飲合半夏厚朴湯 116，茵蔯五苓散 117，三物黄芩湯 121，桂枝茯苓丸加薏苡仁 125，茵蔯蒿湯 135

小柴胡湯⑨（添付文書の禁忌事項）

①インターフェロン製剤を投与中の患者
②肝硬変，肝癌の患者
③慢性肝炎における肝機能障害で血小板数が10万/mm^3以下の患者

保険適用漢方エキス剤で唯一の禁忌項目は小柴胡湯⑨にあります．

高齢者では原発性肝癌や転移性肝癌に罹患している人も少なくありませんので，注意が必要です．

なお，この禁忌事項は小柴胡湯⑨にのみ適応され，不思議なことに小柴胡湯⑨含有漢方薬である柴胡桂枝湯⑩，柴陥湯(73)，柴朴湯(96)，小柴胡湯加桔梗石膏(109)，柴苓湯(114)には禁忌の記載はありません．

腸間膜静脈硬化症

最近注目されている山梔子による副作用です．山梔子含有漢方薬を5年以上内服している時には特に注意が必要といわれています（表4）．下痢，腹痛，便秘，腹部膨満，嘔気，嘔吐などが繰り返し現れた場合や便潜血が陽性となった時は念のため，大腸内視鏡検査を行いましょう．僕はまったく気にせず使っていますが，こんな副作用があると知っておくことは大切です．

表4　山梔子を含む漢方薬

黄連解毒湯⑮，加味逍遙散㉔，荊芥連翹湯㊿，五淋散(56)，温清飲(57)，清上防風湯(58)，防風通聖散(62)，竜胆瀉肝湯(76)，柴胡清肝湯(80)，清肺湯(90)，辛夷清肺湯(104)，茵蔯蒿湯(135)，加味帰脾湯(137)　など

痛み漢方薬早見表

痛み向け

- 麻黄剤（麻黄が入っている） → 痛み止め
- 附子剤（附子が入っている） → 痛み止め
- 柴胡剤（柴胡が入っている） → こじれたら
- 利水剤（茯苓, 朮, 沢瀉, 猪苓, 半夏, 防已が2つ以上入っている） → 浮腫
- 瀉心湯類（黄連＋黄芩が入っている） → 抗炎症
- 駆瘀血剤（桃仁, 牡丹皮, 紅花, 大黄, 当帰が2つ以上入っている） → 打撲
- 温性駆瘀血剤（当帰があり, 地黄がない） → 打撲
- 六味丸類（地黄＋山茱萸＋牡丹皮が入っている） → 高齢者
- 参耆剤（人参＋黄耆が入っている） → 体質改善
- 四物湯類（地黄＋当帰＋芍薬＋川芎が入っている） → 貧血っぽい
- 四君子湯類（人参＋茯苓＋蒼朮＋甘草が入っている） → 食欲低下
- 大黄剤（承気湯類）（大黄＋芒硝）が入っている → 便秘
- 気剤（蘇葉, 山梔子などが入っている） → ストレス
- 桂枝湯類（桂皮＋芍薬＋甘草＋大棗＋生姜が入っている） → 体調整える
- 建中湯類（膠飴が入っている） → 体質改善

葛根湯①，越婢加朮湯㉘，麻黄附子細辛湯(127)

附子末，牛車腎気丸(107)，麻黄附子細辛湯(127)

柴胡加竜骨牡蛎湯⑫，加味逍遙散㉔，抑肝散(54)

五苓散⑰，防已黄耆湯⑳，柴苓湯(114)

半夏瀉心湯⑭，黄連解毒湯⑮

桂枝茯苓丸㉕，桃核承気湯(61)

当帰芍薬散㉓，当帰建中湯(123)

八味地黄丸⑦，六味丸(87)，牛車腎気丸(107)

補中益気湯㊶，大防風湯(97)，人参養栄湯(108)

十全大補湯㊽，疎経活血湯(53)，温清飲(57)

六君子湯㊸，十全大補湯㊽，四君子湯(75)

治打撲一方(89)，通導散(105)，桃核承気湯(61)

半夏厚朴湯⑯，加味逍遙散㉔，香蘇散(70)

葛根湯①，桂枝加朮附湯⑱，桂枝加芍薬湯(60)

小建中湯(99)，大建中湯(100)，当帰建中湯(123)

> **コラム**　漢方的診察の必要性は？

　フローチャート漢方薬では処方選択に漢方的診察（腹診，舌診，脈診）は不要という立場を貫いています．それは，漢方的診察をした群としない群でのRCT（二重盲検試験）が和漢では1つもないからです．漢方診察を必須と主張する人の理由は，①昔の人がやっていたから，②漢方的診察をすると処方が当たる打率が高いと思うから，③漢方の名医は漢方的診察をしているから，といった理由が多いでしょう．これは，①ウサギ跳びは昔からやっている，②ウサギ跳びをすると名選手になれる，③名選手はウサギ跳びをやっていた，と同じ理屈です．ウサギ跳びを現代のトレーニングでやることはないでしょう．つまり，「明らかに肯定する臨床試験がないのであれば，処方選択のためにやらないという選択肢もOKでしょ」という立ち位置です．しかし，僕は経過が長く困っている患者さんには漢方的診察を行っています．むしろ全身を診ているのです．足部の動脈から触れて，下腿の浮腫，膝関節の具合，鼠径部で大腿動脈やリンパ節の腫れ，そして腹診を含めた腹部診察，胸部の打診・聴診，頭髪の中，眼球結膜，眼瞼結膜，口の中全体，もちろん舌診も，甲状腺，頸部リンパ節やウィルヒョーリンパ節，手の指や爪，そして脈診も，その後，患者さんに腹ばいになる指示をして，腹ばいになる速度，バランスをみます．そして頸から足部まで背部全体を触診します．これは思いがけない所見が得られることがあるのと，何よりスキンシップのために行っているのです．漢方の効果がより有効となることを願って！

　　　　　　　　　　　　　　　　　　　　　　　（新見）

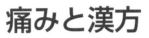

痛みと漢方

新見正則

痛みをどうとらえるか

　痛みはよくわからないのです．本人の訴えが全てだからです．痛みの程度を器械で客観的にデジタル化することはできません．どの程度痛いのかも判然としないことがあります．でも本人は痛いと訴えます．嘘ではないのです．他の医師が治せなかったものはなおさら難しいのです．最初から漢方薬を当てようと思わずに，順次試すことが肝要です．薬に診断させながら，時間稼ぎを兼ねて漢方を道具として使用するくらいの気持ちが大切です．

　ともかく，患者さんに共感し，一緒に漢方薬を探すことを心がけましょう．漢方にはたくさんの切り札があります．西洋医学ではサイエンスの数しか札はないでしょうが，漢方は仮想病理概念の集大成にて相当数の処方がラインナップされています．そんな漢方を使用して，僕の外来での有効性は以下のようになります．

図1　漢方での治療効果

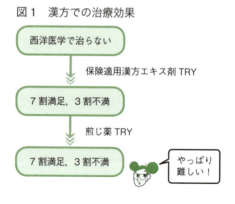

他の医師が治せない痛みの患者さんが僕の外来に来ると7割は満足してくれるのです．しかし最初の漢方薬で7割の打率があるのではありません．いろいろな保険適用の漢方薬を試して，患者さんの話を聞いて，時間を稼いで，そしてある時は完全に治り，ある時はある程度治り，ある時は症状を受け入れて満足するのです．僕は漢方エキス剤で治らない3割の患者さんには保険適用の煎じ薬で対応しています．そうすると煎じ薬をいろいろ工夫することで7割が治り，またその中の3割が治りません．どうしても漢方で頑張りたいという患者さんには自費診療の煎じ薬を試すこともあります．

　保険適用漢方エキス剤を生薬から分類する方法を「3秒でわかる漢方ルール」として出版しています．その中の分類を見ると，どの分類に属する漢方薬も何らかの痛みに効果があるのです．つまり痛みはそれほどの幅広い領域に関係しているということです．そしてどの漢方薬も痛みに有効である可能性を秘めています．そこで漢方薬の立場から痛みに対するイメージを語ろうと思います．和漢の領域では麻黄と附子が代表的鎮痛効果を持つ生薬です．

麻黄剤

　麻黄剤とは麻黄を含有する漢方薬のことです．保険適用漢方エキス剤で最大量の麻黄を含有する漢方薬は越婢加朮湯❷❽で麻黄を1日量で6g含んでいます．そして麻黄剤の王様である麻黄湯❷❼は5gです．麻黄はエフェドリンを含むので，当然に交感神経刺激作用があります．しかし高血圧症を有する患者さんでも血圧をチェックしながら投与することも少なからずあります．高齢者にとって比較的安全に使用できる麻黄剤は麻黄附子細辛湯❶❷❼で，附子が併存するために高齢者向

けになると理解しています．麻黄の量は葛根湯①の3gよりも実は多いのです．ちょっと不思議ですが，葛根湯①はドキドキして飲めないが，麻黄附子細辛湯(127)なら飲めるという高齢者は多数います．

表5　麻黄剤

漢方薬	麻黄含有量
越婢加朮湯㉘	6g
麻黄湯㉗	5g
麻黄附子細辛湯(127)	4g
葛根湯①	3g
小青竜湯⑲	3g

附子剤

附子剤とは附子を含有する漢方薬です．附子は麻黄と並ぶ和漢の代表的鎮痛効果を持つ生薬です．附子は一方で発熱を誘導する生薬で，体を温め発汗させる作用もあります．冷えて生じる痛みには著効することが多いのです．別の言い方をすると入浴して楽になる痛みに有効ということです．麻黄と附子を両方含有する保険適用の漢方薬は麻黄附子細辛湯(127)のみで，痛みに麻黄附子細辛湯(127)が頻用される理由もここにあるのです．

表6　附子剤

漢方薬	附子含有量
大防風湯 97	1.0 g
牛車腎気丸 107	1.0 g
麻黄附子細辛湯 127	1.0 g
真武湯 30	0.5 g
八味地黄丸 7	0.5 g
桂枝加朮附湯 18	0.5 g

附子含有漢方薬に附子の増量

　附子の不快な作用は，発汗多量，心臓を感じる，胃腸に堪える，下痢，舌がしびれるなどです．附子は漢方薬との併用という効能で保険診療にて追加処方が可能な生薬です．附子は猛毒のトリカブトを減毒したもので最初は使用を躊躇しがちですが，まず自分で飲んでみると安全性を体感できます．高齢者は附子を多く飲めますが，子どもにはあまり使用しません．使用しても少量です．

　附子を含有する漢方薬は実は附子の量が十分ではないと感じることがあります．保険適用漢方エキス剤では特にしっかりと減毒されていますので，発汗効果や鎮痛効果も昔の分量では不十分と感じるのです．増量の方法は 1.5 g/日から4週ごとに不快な作用がでるまで増量し，不快な作用がでたら，それよりも少ない量で維持すればいいのです．夏は附子が飲める量が減り，冬は不快な作用なく飲める量は増加します．

附子を含有していない漢方薬に附子増量

附子を含有していない漢方薬も附子の増量で効果が増強されることがあります．高齢者や冷えで悪化する訴え，入浴で軽快する訴えには附子の併用がお勧めです．1.5 g を併用すればいいのです．

附子単独の大量短期間投与

附子の使用方法に慣れてくれば，附子単独で大量投与を短期間行うことが痛みの特効薬になることがあります．しかし，これは相当経験を積んでから行って下さい．9 g を 1 日で使用するといった具合です．

柴胡剤

柴胡は和漢ではこじれた状態に使用する生薬です．漢方的には少陽病期と言います．急性の痛みよりも不定愁訴に近いような痛み，しびれとも違和感ともとれるような慢性の痛みに柴胡剤はより効果があると思っています．和漢では「柴」が付く漢方は基本的に柴胡と黄芩を含んでいます．参耆剤の補中益気湯㊹や加味帰脾湯⓭⓻にも柴胡は含まれています．不定愁訴のファーストチョイスである加味逍遙散㉔にも柴胡は含まれています．

表7 柴胡剤

小柴胡湯 ⑨	柴胡剤の王様,人参を含む
柴胡桂枝湯 ⑩	小柴胡湯 ⑨ ＋桂枝湯 ㊺
大柴胡湯 ⑧	大黄を含む柴胡剤
柴胡加竜骨牡蛎湯 ⑫	心が落ち着く竜骨と牡蛎を含む
柴胡桂枝乾姜湯 ⑪	温める乾姜を含む

駆瘀血剤

保険適用漢方エキス剤では駆瘀血剤は,桃仁,牡丹皮,紅花,当帰,大黄を2つ以上含むものとすればオートマチックに導き出せます.当帰は1剤でも駆瘀血作用が強いので駆瘀血剤となります.四物湯㉛との混同を避けるために「当帰があって地黄がない」とすると整合性がより合います.瘀血は敢えて現代用語に訳すと「古血の溜まり」としています.打撲の青あざ,生理の出血など赤い血でないものをすべて拾い上げたような概念です.柴胡剤と駆瘀血剤の組み合せは困った時に頻用されるベストマッチです.

表8 駆瘀血剤

桂枝茯苓丸 ㉕	がっちりタイプ
当帰芍薬散 ㉓	華奢なタイプ
桃核承気湯 ㉛	便秘持ちの患者向け
通導散 ⑩⑤	打撲などに著効する
大黄牡丹皮湯 ㉝	膿瘍の痛み向け

六味丸類

　保険適用漢方エキス剤では六味丸❽に附子と桂皮を加えると八味地黄丸❼，八味地黄丸❼に牛膝と車前子を加えると牛車腎気丸❿です．どれも腎虚の薬です．腎虚とはエイジングのことです．歳を取ってなんとなく痛くなってきた訴えには有効なことがあります．六味丸❽には附子が含まれないので，温かい状態（腎陰虚）に使用，一方で八味地黄丸❼と牛車腎気丸❿には附子が含まれるので冷たい状態（腎陽虚）に使用するのです．高齢者の慢性の痛みには必須の漢方薬の1つです．

表9　六味丸❽類

六味丸❽	腎陰虚のため
八味地黄丸❼	腎陽虚のため，六味丸❽＋桂皮・附子
牛車腎気丸❿	腎陽虚のため，八味地黄丸❼＋牛膝・車前子

四物湯❼類

　四物湯❼は当帰，芍薬，川芎，地黄の4つが構成生薬です．当帰は駆瘀血作用がありますが，地黄と一緒になると四物湯❼の働きがメインになります．血虚という状態に精一杯対応した漢方薬です．血虚には現代医学の貧血は当然に含まれますが，むしろ栄養失調の状態も含めた方が理解しやすいでしょう．そんな慢性の痛みには四物湯❼含有漢方薬が威力を発揮することがあるのです．

表 10 四物湯㉛類

四物湯 71	血虚の基本処方
疎経活血湯 53	腰痛の選択肢の1つ
十全大補湯 48	気虚＋血虚に対する参耆剤

参耆剤

　（朝鮮）人参と黄耆を含む漢方は参耆剤とよばれ，体力気力を増強する効果があると思われています．体力，気力がなく慢性の痛みを訴える患者さんには使用します．全身の痛みがあり，日常生活に支障がでているといった訴えには重宝される漢方薬です．大防風湯97は附子を含み，当帰湯102は山椒を含むので鎮痛効果も強いのです．

表 11 参耆剤

大防風湯 97	リウマチ様の痛みに（附子含有）
当帰湯 102	胸部の痛みに，肋間神経痛に（山椒含有）
補中益気湯 41	参耆剤の王様
十全大補湯 48	貧血症状を伴う痛みに
人参養栄湯 108	呼吸器疾患による痛みに
加味帰脾湯 137	心の病による痛みに

四君子湯㊆類

　気力がなくて，なんとなく痛いという患者さんも少なからずいます．他のことをやっていると痛みを忘れるが，他のことをする気力がないと訴えることがあります．そんな時には四君子湯㊆を含む漢方薬で気力を付けて，なにか他のことに励んでもらって，痛みを忘れてもらうという作戦に有効な薬剤です．六君子湯㊸は食欲も増すので，食べられるときは痛くないというような訴えに使えます．

表12　四君子湯㊆類

六君子湯㊸	気力が増す
四君子湯㊆	六君子湯㊸が胃に障るとき
十全大補湯㊽	四君子湯㊆を含む参耆剤

利水剤

　保険適用漢方エキス剤の利水剤は，構成生薬に茯苓，沢瀉，猪苓，蒼朮，白朮，半夏，防已の2つ以上を含むとすればオートマチックに判断できます．いろいろな利水剤が痛みに有効で，むしろ利水剤で治る症状を水毒としている節もあります．和漢の水毒はあまりにも広い概念です．体の液体で赤くないものはすべて水としています．現代中医学では水ではなく津液とよんでいて，またドロドロは痰，サラサラは液とよばれます．

表13　利水剤

五苓散 ⑰	三叉神経痛に
防已黄耆湯 ⑳	膝関節痛に
半夏白朮天麻湯 ㊲	頭痛に

瀉心湯

　瀉心湯は黄連と黄芩を含む漢方薬です．黄連は冷やすイメージの生薬で，附子が実際に温めて汗が出るのと違って，健常時に黄連を飲んでも冷えるわけではありません．ところが熱いイメージの病態を正常に戻す作用があります．高血圧で顔が赤い，食べ過ぎで胃に熱を持って痛い，イライラして顔がカッカしている，ニキビが赤く痛い，アトピーが火照って痛がゆいときなどです．

表14　瀉心湯

黄連解毒湯 ⑮	高血圧による頭痛に
半夏瀉心湯 ⑭	胃のムカムカする痛みに
女神散 ㊿	イライラして生じる痛みに
清上防風湯 58	ニキビの痛みに
温清飲 57	アトピーで痛がゆい時に

気剤

　ウツウツ気分や不安感が解消する漢方薬が気剤です．蘇葉，香附子，厚朴，牡蛎，竜骨，山梔子などの生薬を含みます．その中でももっとも頻用される，そして基軸になる漢方薬が加味逍遙散❷❹です．不定愁訴を訴える患者は，しばしば病気を探しているのです．そのターゲットが痛みになることがあります．複数の医師が診察して特段の異常がないとき，僕は加味逍遙散❷❹を頻用します．加味逍遙散❷❹を6ヵ月以上気長に処方するのです．患者が処方変更を望めば，致し方なく変更しますが，無効であれば再び加味逍遙散❷❹に戻すのです．あくまでも加味逍遙散❷❹で押し通す覚悟でOKと思っています．

表15　気剤

加味逍遙散❷❹	これで押し通す覚悟でOK
患者が処方変更を希望すれば	
加味帰脾湯❶❸❼	疲れを訴える
女神散❻❼	いつも同じ訴えを執拗に
柴胡加竜骨牡蛎湯❶❷	心が落ち着かない
香蘇散❼⓪	軽いウツウツ気分に
半夏厚朴湯❶❻	喉が詰まる感じを伴う

桂枝湯❹❺類

　桂枝湯❹❺は和漢のバイブルである傷寒論に登場する漢方薬の基本とよばれます．桂枝湯❹❺に葛根と麻黄を加えたもの

が葛根湯❶です．桂皮に鎮痛作用がありますので，桂枝湯㊺にも鎮痛作用があり，また上気道感染（風邪）にも有効です．その桂枝湯㊺の芍薬を増量したものが桂枝加芍薬湯㌁で過敏性腸症候群などの痛みに著効することがあります．その桂枝加芍薬湯㌁に膠飴（アメ）を加えたものが小建中湯㊴で子どもの腹痛の特効薬になります．

表 16 桂枝湯㊺類

漢方薬	芍薬	桂皮	大棗	甘草	生姜
桂枝湯㊺	4.0	4.0	4.0	2.0	1.5
桂枝加芍薬湯㌁	6.0	4.0	4.0	2.0	1.0
小建中湯㊴	6.0	4.0	4.0	2.0	1.0

＋膠飴

痛みに効くその他の生薬

麻黄と附子以外にも鎮痛効果を有する生薬は多数あります．例えば，呉茱萸湯㉛は頭痛に有効なことが多く，当帰四逆加呉茱萸生姜湯㊳はしもやけの特効薬でした．山椒は，昔は駆虫剤でしたが，山椒を含有する大建中湯⑩はイレウスに著効し，当帰湯⑩は肋間神経痛に頻用されます．安中散❺は胃痛に限らず生理痛にも有効です．芍薬甘草湯㉈は筋肉の攣縮様の痛みに著効します．芍薬の量が多いと鎮痙作用となることが多いのですが，葛根湯❶3包と芍薬甘草湯㉈は同じ芍薬の量ですが，3包の葛根湯❶は筋肉の攣縮の痛みにはそれほど効きません．

フローチャートの先にあるもの

「虚実」と「陰虚」

　漢方を使い始めると，自然と使用方法や，漢方の全体像が身についてきます．スマートフォンを取扱説明書なしでも使えるようになるのと同じです．しかし，あるレベル以上は勉強したほうがいろいろな楽しい使い方が身につきます．そして医師は勉強好きです．フローチャート漢方薬で十分患者さんを治した後に，どうやって勉強を進めるかのお話をします．

　ここで大切なことは日本の漢方である和漢と現代中医学とはまったく別物と思ったほうがいいということです．これを教えられないで，勉強を始めると漢方の勉強は矛盾の宝庫に思えるときがあります．そしてそれぞれの特徴をまず理解してから勉強することが最善最短の上達の道です．こんなことは誰も教えてくれません．僕も相当苦労してここまで辿り着いたのです．僕と同じような回り道をしないように，ここで勉強の仕方をご説明します．

虚実

　まず簡単な例から始めましょう．和漢の虚実と現代中医学の虚実は異なります．虚実は最も頻出する漢方用語で，僕のフローチャートシリーズやモダン・カンポウシリーズでも登場します．和漢では「虚」は「華奢なタイプ」，「実」は「がっちりタイプ」と言い換えればまず整合性が合います．実とは虚ではないことで，和漢ではより実証の方が健康なのです．

現代中医学の「虚」は和漢とほぼ同じで,病気になりやすい体質です.一方で「実」は病邪の亢進です.つまり,実が過ぎるとダメなのです.現代中医学では虚でもなく,実でもない状態,中庸が健康です.

陰虚

次にこの言葉です.陰と虚です.「陰虚」という言葉を見て,「冷たいと思いますか,温かいと思いますか?」と尋ねて,ほぼ100%の日本人は「冷たい」と答えます.つまり日本人的には「陰」で,かつ「虚」だから温かいとは思えないのです.さて現代中医学の陰虚は「陰」という冷やす力が「虚」しているのです.つまりクーラーがうまく働かない状態です.ですから温かいのです.こんな違いがはっきりとわかるのに僕は相当の年月を要しました.ですから腎陰虚は温かく,附子を含まない六味丸87が適用処方になり,腎陽虚では冷たく,附子を含む八味地黄丸7や牛車腎気丸107が適用処方になるのです.

現代中医学は1つ

さて,まずわかったことは,現代中医学には基本的な考え方は1つしかないということです.当たり前にも思えますが,相対するわが国の漢方,和漢は群雄割拠で理論は1つに収束しません.学会でまとめようとしてもまとまりません.学会の本を見ても分担執筆のため,著者同士で整合性が合わないことが多々あります.つまり,和漢は全体として勉強すると矛盾に突きあたるので,自分が理解しやすい,自分にとって

わかりやすい先生に絞って勉強することが大切です．「1つの流派」を学んだあとに，いろいろな違った流派を垣間見るとよいでしょう．ですから，どれが自分にとってよい流派かを自分で選別しなければならないのです．もしも選別しないでいろいろな流派があるということを知らずに勉強すると整合性のなさで矛盾の宝庫のように思えて，勉強が嫌になりかねません．そこが何といっても和漢の注意点です．よくいえば，群雄割拠ということです．僕の和漢は松田邦夫先生の漢方が幹です．そして十分に幹を勉強した後に，いろいろな先生の外来を拝見しにいきました．そして和漢の概要がやっと理解できたのです．

　一方で現代中医学は1つしかありません．国が定めた教科書があるので，それに準じて勉強すればいいのです．そしてどんどんと改訂されています．西洋医学や科学との接点で矛盾をなるべく少なくするように精一杯の努力がなされています．僕は幸いにも中国語の勉強から始めました．現代中医学を勉強するためではなく，現代中国の本当の姿を知りたくて勉強をしたのです．中国語を懸命に勉強して，そして中国語が読めるようになって，現代中医学の勉強に移りました．せっかく中国語を勉強して，そして日本では和漢の本も多数書いているのだから，現代中医学も勉強してみようといったノリです．そして，そこで中国の書店の現代中医学コーナーに行って，学ぶべきものは1つになっているとわかったのです．1つならサッサと勉強しようと思ったのです．もちろん中国にも流派があったはずです．漢方は仮想病理概念の世界にて，なにかの力で，強制的な力で統一しないとまとまらないのです．それを現代中国は中央集権国家の力で行ったとい

うことです.ですから,その国が定めた教科書を勉強すればいいのです.さて現代中医学の教科書である「全国中医薬高等教育教材」に準拠した本は複数出版されています.しかし,内容はほぼ同じです.中国中医薬出版社の本は**表17**に示すように,なんと約110冊のシリーズです.6年制の現代中医学の学生が学ぶ内容ですので,決して多いとは言えないでしょう.しかし僕は現代中医学の教科書がシリーズで110冊もあることに驚かされました.西洋医となれば漢方を処方できる日本とは違って,中国では現代中医師と西洋医師は別の資格です.現代中医を極めるにはこれほどの勉強をしているのです.そしてその内容の半数以上は西洋医学の勉強ということです.110冊を全部読む必要はありません.まず初学者に必要な本は,中医基礎理論,中医診断学,中薬学,方剤学,そして中医内科学の5冊です.これがわかれば現代中医学の概略が理解できます.

表17 「全国中医薬高等教育教材」に準拠した教科書

中国医学史	医学影像学	中薬拉丁語
医古文	内科学	薬用植物学
大学語文	外科学	中薬炮制学
中医基礎理論*	中西医文献検索	中薬分析
中医診断学*	局部解剖学	中薬化学
中薬学*	経絡愈腧穴学	中薬制薬行程原理と設備
方剤学(中医学類)*	刺法灸法学	薬事管理学
内経選読	鍼灸治療学	本草典籍選
傷寒論選読	各家鍼灸学説	人体形体学
金匱要略	鍼灸医籍選読	生理学基礎
温病学	実験鍼灸学	病理学基礎
中医内科学*	推拿手法学	中医護理学基礎
中医外科学	推拿功法学	(护理=看護)
中医婦人科学	推拿治療学	護理学導論
中医小児科学	小児推拿学	護理学基礎
中医整形外科学	中外医学史	護理専業英語
中医眼科学	中西医結合内科学	護理学美学
中医耳鼻咽喉科学	中西医結合外科学	健康評価
中医急診学	中西医結合産婦人科学	護理心理学
中医各家学説	中西医結合小児科学	護理倫理学
鍼灸学	中西医結合整形外科学	内科護理学
推拿学	中西医結合眼科学	外科護理学
中医養生学	中西医結合耳鼻咽喉科学	産婦人科護理学
中医薬膳学	中医学基礎	小児科護理学
中医食療学	高等数学	五官科護理学
中医気功学	中医約統計学	老年護理学
細胞生物学	物理学	急救護理学
人体解剖学	無機化学	康復護理学
組織学と胚胎学	有機化学	社区護理学
生物化学	分析化学(化学分析)	中医臨床護理学
生理学	分析化学(儀器分析)	護理管理学
病理学	物理化学	医学栄養学
免疫学基礎と病原生物学	臨床中薬学	中医学概論
医学分子生物学	方剤学(中薬学類)	伝統体育
予防医学	中薬薬剤学	科研思路と方法
薬理学	中薬鑑定学	中医学導論
診断学	中薬薬理学	

* 初学者が学ぶべき5冊

和漢のガラパゴス化

　現代中医学と和漢を両方勉強して僕がもったイメージは和漢のガラパゴス化です．「ガラパゴス化」という文言をネットサーフィンしたものをまとめると以下のような内容です．

　国際標準からかけ離れている日本の産業の現状を批判的に表した新語．大陸から隔絶された環境下で，生物が独自の進化を遂げたガラパゴス諸島の生態系に重ね，2007年ごろから広く使われるようになった．

　和漢は世界から孤立した日本でそれぞれの流派が群雄割拠しています．つまりまとまっていません．一方で中国は世界を見据えて国が現代中医学をひとつにして，世界標準として世界に売り出しています．世界中医師連合会が世界中で現代中医学の基礎を習得したことを示す検定試験を行っています．日本では世界中医師試験と称して，前述の5教科のマークシートテスト＋弁証論治の筆記試験が行われているのです．マークシートは各100問を90分で回答します．筆記試験も90分です．2日に分けて施行されます．日本東洋医学会の専門医試験と比べると，ほぼ全ての人が遙かに，遙かに難しいと答えます．日本では医師が世界中医師試験を受ける必要はまったくありません．むしろ薬剤師の先生が受ける頻度が多いと思っています．薬剤師の先生は現代中医学的処方を勉強したほうが医師と差別化して患者さんを集めるのに有利です．つまり保険適用の漢方薬が和漢ベースである以上，その治療で治らない患者さんは現代中医学で治る可能性が残るからです．

和漢こそ，フローチャートの頂点

　さて，和漢は，江戸時代に中医学の仮想病理概念を嫌い，それを最小限にしたものです．和漢では，陰陽，虚実，寒熱，気血水，気虚，気逆，気鬱，瘀血，血虚，腎虚，水毒などの漢方用語が頻用されます．一方で現代中医学は仮想病理概念の病名（それを証候名と称します）が無限にあります．つまり証候名を決めるために診察をして，証候名が決まると治療方法（治法）がほぼオートマチックに決まり，そこから代表処方も導かれます．和漢はこの仮想病理概念の多大な集まりの証候名をすべて捨てたのです．そして，症状や訴え，その他の所見から，仮想病理概念を飛ばして，処方に結びつけました．僕にいわせると，ある意味和漢はフローチャートなのです．一番簡単なフローチャートは「訴え A ならば処方 X」というパターンです．他の所見を加えて「訴え A ＋腹部所見 B ＋舌所見 C ＋……　ならば処方 X 」としても，所詮フローチャートの延長なのです．和漢の向こうを張ってフローチャートを作ったと自負していましたが，むしろ現代中医学に比べれば，和漢こそがフローチャートの叡智に思えます．

　そんな処方選択を和漢では「方証相対」と称します．これが昔からある言葉と思っている人が多いのですが，なんとこの四文字の言葉は，東洋医学会が日本医学会に加盟するにあたって，最初の年は漢方には理論がないと門前払いされました．そこで，「証に従い之を治す」という文言を根拠に方証相対という言葉を創り上げたそうです．確かに僕の PC にある江戸時代の漢方書籍のソフトに「方証相対」と入力し検索しても1つもヒットしません．

現代中医学における処方選択の理論は弁証論治といいます．ここでの弁証とはヘーゲルなどの西洋哲学で意味する弁証とは異なります．望聞問切（四診）とよばれる診察を十分に行って診断を下すという意味合いです．つまり証候名を導き出すことなのです．

　現代中医学の勉強内容は1つしかなく，整合性が保たれ，仮想病理概念といっても今でも改訂しながら進歩して，より完璧な仮想病理概念を目指しています．日本語訳された教科書は少ないので，遠回りでしょうが完璧に勉強するには，ある程度中国語が読めるようになってから，現代中医学を学ぶのが正統な方法に思えます．そんなことは，よほど漢方好きな人以外はやらないでしょうし，保険適用の漢方薬エキス剤だけを使用する立場の人には不要です．

　話を戻しますが，和漢は仮想病理概念を捨てて，フローチャートになったのです．今風に言えば，クリニカルパールの集大成なのです．浅田宗伯の勿誤薬室方函口訣などはその頂点に思えます．この口訣という言葉こそ，僕にはクリニカルパールと同意語に思えます．ですから，簡単なフローチャートで，西洋医学で治らない患者さんにどんどんと処方し，最初から当たることを目指さず，患者さんと一緒に適切な漢方薬を探すことが肝要と心得て，できるだけ多くの漢方薬を処方するのです．僕は「300例ぐらい処方すると漢方の概観が理解できるようになると思えます」と勉強会では説明しています．そして，和漢の先生方の本や，講演会，勉強会，研究会などで，クリニカルパールを仕入れて，困っている患者さんに使ってみます．クリニカルパールにエビデンスはあ

りません．自分で体感して価値があるものは使用すればいいのです．クリニカルパールが無効なこともあります．そんな立ち位置でたくさんのクリニカルパール，つまり口訣を手に入れて，処方の幅を広げましょう．そして将来，和漢の上達速度が非常に遅くなったと感じたときに，ぜひ中国語の勉強を始めて，そして現代中医学を勉強して下さい．どこまでやるかはご本人に答えがあります．

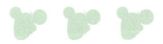

和漢と現代中医学の違い

生薬数も使用量も遙かに多い現代中医学

 ここで簡単に和漢と現代中医学の違いを解説します．まず現代中医学は国定教科書に相当するものがありますので，そこに記載されているものが基準になります．一方で和漢はまとまった教科書はありません．すると保険適用の漢方薬の90％のシェアを握っている株式会社ツムラのデータがなんと基準になるのです．強制力で決められない以上，市場原理で大多数を握っているメーカーのデータが代用されることは致し方ないことです．

 保険適用漢方薬の構成生薬数は約110です．それに対し，現代中医学の基本生薬（中薬学に記載がある生薬）は約550です．保険適用の漢方薬は内服が147，塗り薬が1つですが，現代中医学の基本漢方薬（方剤学に記載がある漢方薬）は約400です．そのなかに保険適用の漢方薬と同じ名称のものが約70あります．ところが，生薬の量は驚くほど異なります．

表 18 和漢と現代中医学の生薬量の比較

帰脾湯	和	黄耆 3　酸棗仁 3　人参 3　白朮 3 茯苓 3　竜眼肉 3　遠志 2　大棗 2 当帰 2　甘草 1　生姜 1　木香 1			
	中	黄耆 30　酸棗仁 30　人参 15　白朮 30 茯苓 30　竜眼肉 30　遠志 3 大棗 3〜5 個を加え水煎服 当帰 3　炙甘草 8　生姜 6　木香 15			
大黄牡丹皮湯	和	冬瓜子 6　牡丹皮 4　桃仁 4　大黄 2 芒硝 1.8			
	中	冬瓜子 30　牡丹皮 9　桃仁 12 大黄 18　芒硝 9			
真武湯	和	茯苓 4　蒼朮 3　芍薬 3　生姜 1.5 附子 0.5			
	中	茯苓 9　白朮 6　芍薬 9　生姜 9 炮附子 9			
茵蔯蒿湯	和	茵蔯蒿 4　山梔子 3　大黄 1			
	中	茵蔯蒿 30　山梔子 15　大黄 9			

　例えば，帰脾湯❻❺の黄耆や酸棗仁は和漢では 3 g，現代中医学では 30 g です．和漢は現代中医学の 10 分 1 です．大黄牡丹皮湯❸❸の大黄は，和漢では 2 g，現代中医学では 18 g です．芒硝も和漢では 1.8 g，現代中医学では 9 g です．真武湯❸❶で，和漢は附子が 0.5 g，現代中医学では炮附子 9 g です．茵蔯蒿湯❶❸❺の茵蔯蒿も和漢では 4 g，現代中医学では 30 g で

す．大黄も和漢では1g，現代中医学では9gです．現代中医学が和漢に比べて驚くほど大量に生薬を使用していることがわかります．

現代中医学の併用禁忌と使用禁忌

10倍近い量を使用していると，副作用も生じるでしょう．併用禁忌も登場します．現代中医学には「十八反」というのがあり，生薬の併用禁忌を示しています．

表19 「十八反」

- 甘草は，甘遂，大戟，海藻，芫花に反する．
- 烏頭は，貝母，瓜楼，半夏，白斂，白及に反する．
- 藜芦は，人参，沙参，丹参，玄参，細辛，芍薬に反する．

甘草は和漢の4分の3の漢方薬に含まれています．ところが甘遂，大戟，海藻，芫花は和漢の保険適用の漢方薬では使用されていません．また烏頭と藜芦は和漢の保険適用の漢方薬に存在しません．つまりどの組み合せも保険適用の漢方薬では起こりえないのです．保険適用の漢方薬をどう組み合わせても「十八反」に該当することはないのです．

和漢に比べて10倍もの生薬を使用すると妊娠中の使用禁忌も登場します．水銀，砒素，雄黄，軽粉，斑蝥，馬銭子，蟾酥，川烏，草烏，藜芦，胆礬，瓜蒂，巴豆，甘遂，大戟，芫花，牽牛子，商陸，麝香，乾漆，水蛭，虻虫，三稜，莪朮が，妊娠中の使用禁忌に該当しますが，どれも保険適用の漢方薬には存在しません．また実際に保険適用の漢方薬の使用で流産・早産した報告はありません．

動物性生薬から現代中医学を垣間見よう

　現代中医学の生薬には動物性生薬も多数登場します．和漢では，消風散㉒に含まれる蟬退（セミの抜け殻），芎帰膠艾湯㉗や猪苓湯㊵に含まれる阿膠（ゼラチン），柴胡加竜骨牡蛎湯⑫や桂枝加竜骨牡蛎湯㉖に含まれる牡蛎（カキ）や竜骨（大動物の化石）などしかありません．現代中医学には多数の動物生薬が登場します．現代中医学では生薬を効能別に分類しています．これも国が決めた分類です．効能別に動物生薬を並べてみます．その効能分類に鎮痛薬というカテゴリーはないことに注目して下さい．

表20　現代中薬学に記載がある動物生薬

解表薬	蟬退（セミの抜け殻）
清熱薬	犀角（サイの角），水牛角（水牛の角），牛黄（牛の胆石），熊胆（熊の胆嚢）
瀉下薬	動物生薬なし
去風湿薬	虎骨（トラの骨），百花蛇（マムシ），烏梢蛇（ヘビ），蛇脱（ヘビの表皮），蚕沙（カイコ）
芳香化湿薬	動物生薬なし
利水滲湿薬	動物生薬なし
温裏薬	動物生薬なし
理気薬	九香虫（カメムシ）
消食薬	動物生薬なし

駆虫薬	動物生薬なし
止血薬	血余炭（人髪の黒焼き）
活血去瘀薬	五霊脂（コウモリの糞），䗪虫（ゴキブリ），水蛭（ヒル），虻虫（アブ）
化痰止咳平喘薬	浮海石（サンゴ），海蛤殻（ハマグリ），猪胆汁（イノシシの胆汁）
按心薬	動物生薬なし
平肝熄風薬	羚羊角（羚羊の角），山洋殻（山羊の角），石決明（アワビ），牡蛎（カキ），珍珠（真珠），玳瑁（ウミガメ），紫貝歯（タカラガイ），全蠍（サソリ），蜈蚣（ムカデ），白僵蚕（カイコ），地竜（ミミズ）
開竅薬	動物生薬なし
補虚薬	鹿茸（シカの角），蛤蚧（ヤモリ），紫河車（ヒトの胎盤），黄狗脊（イヌの陰茎と睾丸），阿膠（ウマのゼラチン），亀板（カメの甲羅），鱉甲（スッポンの甲羅）
収渋薬	桑螵蛸（カマキリの卵鞘），烏賊骨（イカの内殻）
涌吐薬	動物生薬なし
外用薬	斑猫（ハンミョウの虫体），蟾酥（ヒキガエルの耳後腺液），露蜂房（ハチの巣）

日本版中医学の本は多数ありますが，分量が明らかに違うとか，グロテスクとも思える動物性生薬が正しく記載されている本は少数派です．多くの日本の現代中医学の書籍は，和漢で，そして保険適用漢方エキス剤で育った先生方に抵抗がないように書かれているのです．

　和漢と現代中医学の違いはほかにもあります．現代中医学では生薬に手を加えます．薬効を高めたり，副作用を減弱させるために蒸す煮るなどの加工をすることを修治といいますが，和漢ではほとんど修治は行われません．また現代中医学は基本的な漢方薬に生薬を足したり引いたりする加減が常套手段です．和漢で加減を行う生薬は，附子，大黄，芍薬，人参，薏苡仁などであまり多くはありません．また和漢の保険適用漢方エキス剤では内服はすべて食前ですが，現代中医学ではいろいろなパターンがあります．ざっと概観を説明しましたが，和漢と現代中医学はこれほどまでに違うのです．

現代中医学の痛み治療から見えるもの

　さて現代中医学をもう少し垣間見てみましょう．胃痛，腹痛，頭痛，腰痛で解説します．それぞれは中医学の病名でもあります．そして証候名が並びます．証候名が決まると，オートマチックに治法が決まって，そして代表方剤も決まります．証候名を決定する方法は四診をベースに行うのですが，ここでは現代中医診断学は解説しません．敢えて腹診と脈診について述べると，じつは和漢の腹診はまったく現代中医学の教科書では触れられていません．和漢の腹診は，基本的に腹壁を診ているのです．皮膚と皮下組織と，そして筋肉

を診ています．一方で現代中医学の腹部診察では西洋医学と同じで腹壁の奥の内臓を診ています．和漢で脈の分類は流派によって異なり明確なものはありません．現代中医学では脈は28の分類としてしっかりと記載されています．中医基礎理論や中医診断学を読んでも，国家が規定した整然と並んでいる仮想病理概念とそれを裏打ちすべく創り上げられた諸々の説明には驚嘆すべきものがあります．

表21 胃痛

証候名	治法	代表方剤
寒邪客胃	温胃散寒・行気止痛	香蘇散合良附丸加減
飲食傷胃	消食導滞・和胃止痛	保和丸加減
肝気犯胃	疏肝解鬱・理気止痛	柴胡疏肝散加減
湿熱中阻	清化湿熱・理気和胃	清中湯加減
瘀血停滞	化瘀通絡・理気和胃	失笑散合丹参飲加減
胃陰虧耗	養陰益胃・和中止痛	一貫煎合芍薬甘草湯加減
脾胃虚寒	温中健脾・和胃止痛	黄耆建中湯加減

胃痛といえば僕のフローチャートでは安中散❺がファーストチョイスになります．現代中医学では表22に7種類の代表的な証候名が並んでいますが，それ以外にもあります．寒邪客胃は冷えによる胃痛，飲食傷胃は食べ過ぎ，肝気犯胃はイライラで胃痛，湿熱中阻は蒸し暑さによる胃痛，瘀血停滞は瘀血により胃痛，胃陰虧耗は胃の力不足による胃痛，脾胃虚寒は消化管の冷えによる胃痛といったイメージです．確かにそんな症状ありますね．

表22 腹痛

証候名	治法	代表方剤
寒邪内阻	散寒温裏・理気止痛	良附丸合正気天香散加減
湿熱壅滞	泄熱通腑・行気導帯	大承気湯加減
飲食積滞	消食導滞・理気止痛	枳実導滞丸加減
肝鬱気滞	疏肝解鬱・理気止痛	柴胡疏肝散加減
瘀血内停	活血化瘀・和絡止痛	少腹逐瘀湯加減
中臓虚寒	温中補虚・緩急止痛	小建中湯加減

　腹痛はフローチャートでは小建中湯❾❾か桂枝加芍薬湯❻⓿です．現代中医学ではここに6種類の代表的な証候名が並んでいますが，それ以外にもあります．寒邪内阻は冷えによる腹痛，湿熱壅滞は蒸し暑いことが原因の腹痛，飲食積滞は食事が詰まっての腹痛，肝鬱気滞はイライラによる腹満，瘀血内停は瘀血による腹痛，中臓虚寒は臓器の冷えによる腹痛といったイメージです．

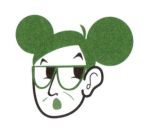

表23　頭痛

証候名	治法	代表方剤
風寒頭痛	疏散風寒止痛	川芎茶調散加減
風熱頭痛	疏風清熱和絡	芎芷石膏湯加減
風湿頭痛	去風勝湿通竅	羌活勝湿湯加減
肝陽頭痛	平肝潜陽息風	天麻鈎藤飲加減
血虚頭痛	養血滋陰・和絡止痛	加味四物湯加減
痰濁頭痛	健脾燥湿・化痰降逆	半夏白朮天麻湯加減
腎虚頭痛	養陰補腎・填精生髄	大補元煎加減
瘀血頭痛	活血化瘀・通竅止痛	通竅活血湯加減

　頭痛はフローチャートでは呉茱萸湯❸か五苓散⓱です．現代中医学ではここに8種類の代表的な証候名が並んでいますが，それ以外にもあります．風寒頭痛は寒さによる頭痛，風熱頭痛は熱さによる頭痛，風湿頭痛は湿気による頭痛，肝陽頭痛はイライラによる頭痛，血虚頭痛は血虚による頭痛，痰濁頭痛は水分のアンバランスによる頭痛，腎虚頭痛は腎虚による頭痛，瘀血頭痛は瘀血による頭痛です．なんでも頭痛の原因になりそうです．

表24　腰痛

証候名	治法	代表方剤
寒湿腰痛	散寒行湿・温経痛絡	甘姜苓朮湯加減
湿熱腰痛	清熱利湿・舒筋止痛	四妙丸加減
瘀血腰痛	活血化瘀・痛絡止痛	身痛逐瘀湯加減
腎虚腰痛（腎陰虚）	滋補腎陰・濡養筋脈	左帰丸加減
腎虚腰痛（腎陽虚）	補腎壮陽・温煦経脈	右帰丸加減

　腰痛はフローチャートでは牛車腎気丸❶⓻，疎経活血湯❺❸，または当帰四逆加呉茱萸生姜湯❸❽です．現代中医学ではここに5種類の代表的な証候名が並んでいますが，それ以外にもあります．寒湿腰痛は寒くて湿気による腰痛，湿熱腰痛は熱い湿気による腰痛，瘀血腰痛は瘀血による腰痛，腎虚腰痛は腎虚による腰痛です．

　ここに並べたのは現代中医内科学にある病名に登場する証候名と治法と代表方剤です．本当にたくさんの証候名や方剤が並んでいます．これだけ網羅すると和漢でフローチャート的になっている治療法に比べて選択肢が増えそうです．現代中医学の基本的な生薬数も方剤数も保険適用の漢方薬の数倍です．和漢で治らないときは，現代中医学的智恵を使えば治せる可能性が残っているかもしれません．しかし，現代中医学の実際の使用量で処方すると和漢に比べて極端に多量となるので，とても保険診療では認められないでしょう．

フローチャートとしての和漢の対応

　証候名ですべてラインナップし，弁証論治から１つの証候名を決める現代中医学と比べると，和漢はフローチャートの頂点に思えます．そして和漢で効かない時は口訣を一生懸命工夫しました．口訣として他の可能性を潰していったのです．例えば，「効かない時は虚実を間違えていないか」というのがあります．気虚や血虚・腎虚などの治療も考えろという意味合いです．また，「効かない時は気鬱を疑え」というのもあります．気鬱とは思えなくても，気剤を使って気を巡らせろという智恵です．現代中医学では「肝」がからむ証候名が気鬱と関連します．「瘀血が隠れていることもある」というのもあります．僕が自分に試した大柴胡湯❽＋桂枝茯苓丸㉕という処方も，湯本求真先生は瘀血がなくても使用していたそうです．そして大塚家節先生が敢えて使用理由を尋ねると「瘀血は隠れている」と日頃返事をしない師匠が答えたそうです．また「治せるところから治そう」とすれば，主症状以外で困った訴えを探すということになります．実はそれが主症状の原因ということも有り得るという智恵です．つまり和漢は口訣でファーストチョイス，セカンドチョイスなどを決めて，そして無効なときは別の口訣でその他の可能性をカバーしたと思っています．一方現代中医学は可能な限りすべての可能性を証候名に入れ込んだと理解しています．すると証候名は途方もない数になります．どちらも上手に勉強すれば臨床に役立つと思っています．そして，こんな現代中医学と和漢の違いの説明はきっと皆様のステップアップへの近道になると信じています．

徒然に思うこと
漢方は人を説得できるか？

オックスフォードで学んだこと

　1993年から1998年まで英国オックスフォード大学博士課程に留学しました．外科医だけの世界から，世界に冠たるオックスフォード大学に留学し，それも移植免疫学という分野を選んだのです．サイエンスができる外科医に憧れたのでしょう．僕が選んだオックスフォード大学の外科学教室にはSir Peter Morrisというサイエンティフィックサージャン(Scientific Surgeon)がトップで指導していました．北オックスフォードの築150年以上で狭い(そういっても日本よりは広い)ビクトリア朝時代のアパートメントがわが家で，そこでラボのみんなをよんで日本食のパーティーをすればSir Peter Morrisも奥さんと一緒にいつも来てくれました．テクニシャンが椅子に座って，Sir Peter Morrisご夫妻がカーペットに座っているという日本では考えられないような光景もついこの間のことのようです．

　Sir Peter Morrisのもとには複数の研究室があり，その1つを僕は選びました．そこのトップはKathryn J Woodという女性でした．本当にPeterとKathrynにはお世話になりました．サイエンスについてほとんど無知な僕に，しっかりとサイエンティストの基礎をたたき込んでくれたのです．

　そのオックスフォード大学博士課程で学んだことは，
　①自分のラボを持てるように

②人を説得する方法
　③ものの考え方
でした．1998年8月にオックスフォード大学博士課程の学位授与式でもらった学位はDoctor of Philosophyで，日本語に訳せば哲学博士です．つまりものの考え方をわかることがオックスフォード大学博士課程の1つの達成点だと合点したのです．オックスフォードやケンブリッジの学位はD.Philと訳します．同じ研究室で博士課程を修了したアメリカの友人などはみな，PhDではなくD.Philとちょっと自慢気に記載しています．

帰国してセカンドオピニオン外来を始める

　日本に帰国し，大学に勤めました．幸い卒業大学の先輩が主任教授でしたので，研究室の立ち上げは思うように進みました．ところが臨床はうまく進みませんでした．僕は一般・消化器外科のなかの末梢血管外科が専門であったのですが，もう1つの外科教室にすでに末梢血管外科があり，そのトップの先生に「お前は末梢血管外科をしてはならぬ！」と釘を刺されたのです．当たり前の対応とも思えます．当時はナンバー外科（第一外科と第二外科がある）で，歴史的にそちらで行っていた領域に，僕が参入してもお互いに迷惑です．そこで「静脈疾患ならやっていいですか？」と尋ねると，「静脈外科なんてつまらない領域は誰もやらないから，ご自由にどうぞ」と言われました．そこで，精一杯当時はほとんど行われていない静脈外科を啓蒙普及したのです．静脈疾患の手術数は日本一になり，大学病院の中での手術件数も1位になりました．でも緊急手術がない静脈疾患では当時の僕は時間を

持て余したのです．そこで，当時はまったく普及していなかったセカンドオピニオン外来を保険診療で立ち上げました．1人1時間で毎週10人以上お話を聴いてあげたのです．マスメディアにたくさん取り上げていただき日本中から患者さんが集まりました．そこでわかったことは，正しい医療をされていながら，満足できない人がたくさんいるという現実でした．

先生が治してくれませんか？

そんなときに複数の患者さんから「話を聞いてくれて，そして現状を解説してもらって本当に感謝しているが，西洋医学で治らないのであれば，先生がなんとかしてくれませんか？」と懇願されたのです．外科医の僕にできることなど知れています．そんな時に漢方にふと巡り合いました．そして漢方は日本では保険診療で行える唯一の代替医療だと知ったのです．西洋医学以外の治療方法で保険が効くのは漢方しかないとわかったのです．そこで必然的に漢方を勉強しました．そして，まず自分に試し，家族に試したのです．僕は凝り性なので，集中して勉強するときは本当に集中して学び抜きます．自分も家族も確かに効いているように思えました．家内の更年期障害には加味逍遙散❷が，母の高齢者の訴えには六君子湯❸や人参養栄湯❽，大防風湯❾などが著効しました．子供は麻黄湯❷と小建中湯❾，そして五苓散❼でほぼ小児科とは無縁で，風邪で病欠したのも通算で2日のみでした．僕は大柴胡湯❽＋桂枝茯苓丸❷を飲んで数年かけて92kgの体重が72kgになりました．熟眠感も増し，後頭部の薄毛が治り，なんと後輩に手術をしてもらおうと思っていたイボ痔も軽快しました．この大柴胡湯❽＋桂枝茯苓丸❷は湯

本求真先生がこじれた状態の患者さんが来たら,まずがっちりタイプなら大柴胡湯❽+桂枝茯苓丸㉕,華奢なタイプであれば小柴胡湯❾+当帰芍薬散㉓を処方した,と大塚家節先生の自叙伝に書いてあったのです.「そんなことはないだろう」と直感で思った僕は,まず自分に試したのです.するとなんとぽつぽつ効いてとても僕自身が元気になったという処方でした.疑い深い僕も自分での体がよい方向に向かったので信じざるを得ませんでした.

より漢方を学びたく,いろいろな先生を探しましたが,なかなか僕の思考と感性に合う先生に巡り会いませんでした.多くの講義を拝聴しましたが,「それはおかしいだろう!」とつぶやく別の自分がいるのです.そして漢方の勉強をそろそろ止めようかと思っていたときに,松田邦夫先生に巡り合いました.論理的でないことはほとんど語らず,淡々と講義をされる先生に惹かれて,陪席を切望し,そして今に至っています.

何が病気を治しているのか?

オックスフォード大学で教鞭を取っていたSir Peter Medawar(1915〜1987)という人がいます.彼は移植免疫学で最初にノーベル賞を取った人で,彼が後年にこんなことを言っています.

Sir Peter Medawar(1915〜1987)
If a person a) is poorly, b) receives treatment intended to make him better, and c) gets better, then no power of reasoning known to medical science can convince him that

it may not have been the treatment that restored his health.

「もしもある人が①病気になり，②何らかの治療を受けて，③治ったとき，その人の健康を回復させたのはその治療のおかげではないかもしれないということを，その人に納得させる方法は医学界には存在しない」

患者さんは治れば満足して，感謝します．施された治療が効いていたかどうかはどうでもいいということです．医者も患者さんが治れば，自分の治療のお陰だと思いたいのです，そしてそう思い込んでしまうことに警鐘を鳴らしているのです．実際は時間経過で自然に治った可能性もあるでしょうし，他の治療が効果的だった可能性も否定できないと言っているのです．

漢方は本当に効いているのでしょうか．松田邦夫先生に教えて頂くようになってから，僕は漢方の講演を引き受けるようになりました．その時，松田邦夫先生は1つヒントをくれました．「与えられた時間通りに話しなさい．時間を超過する講演で面白くためになるものはない」と言われたのです．そんなお言葉を励みに，現在に至るまで毎年自分の講演内容や説得の方法は向上していると思っています．向上とは漢方嫌いだった昔の自分に語りかけるときに，その昔の自分の「それで僕が納得すると思っているの？」という素直な反問が年々減っているということです．

臨床研究で説得できるのでは？

なんとか漢方嫌いを説得するために，いろいろな臨床研究を行いました．冷え症の問診票（約1,000人の大学生を対象

に疫学の先生と一緒に作成）を作製しアンプラーグと当帰四逆加呉茱萸生姜湯㊳を比べたところ，統計的有意差をもって当帰四逆加呉茱萸生姜湯㊳が冷え症の改善に有益でした．桂枝茯苓丸㉕は瘀血の薬，つまり「古血の溜まり」を解消する薬にて，下肢静脈瘤の手術後の皮下出血の解消に有効かを調べましたが，こちらはまったく差がありませんでした．漢方的には細絡，西洋医学的にはwebタイプの静脈瘤といわれるものに，桂枝茯苓丸㉕を処方すると細絡の消失効果が認められました．深部静脈血栓症後の症状の改善にやはり桂枝茯苓丸㉕は有効でした．リンパ浮腫の症状にも桂枝茯苓丸㉕は有効で，またリンパ浮腫の再発防止には柴苓湯⑭が有効となりました．しかし，それらの実験では基本的に患者さんに回答を求めます．当方は漢方薬を投与していることを知っています．当方はよさそうな回答を誘導するつもりはありませんが，自然と効いてもらいたいと願っていることは事実です．

　五苓散⑰が腰椎麻酔後の頭痛にとって有効であるということはいろいろな本にも載っているし，また講演でも耳にしました．ところが明らかな臨床研究はありませんでした．そこで，腰椎麻酔で行う下肢静脈瘤の患者さんに五苓散⑰を予防投与してみたのです．その結果は，五苓散⑰を投与したほうが頭痛の発生率が高いという結果になりました．この臨床研究を始めるまでは五苓散⑰の著効例，つまり腰椎麻酔後頭痛を訴えて五苓散⑰を与えるとよく効いたと思える症例が多数あったので，絶対に有意差をもって勝つと確信していました．ところが敗北です．予防投与だったからだとの説明もできますが，予防投与でも効かなければ，あまり意味がないと思ってその後の研究は行っていません．

表25　五苓散❶❼の腰椎麻酔後頭痛予防効果の検討

五苓散❶❼	頭痛あり	効果の程度（0〜5）					
		0	1	2	3	4	5
投与	19/79 例 24.1%	60	2	7	4	5	1
		75.9	2.5	8.9	5.1	6.3	1.3
非投与	23/167 例 13.8%	144	6	9	0	7	1
		86.2	3.6	5.4	0	4.2	0.6

下肢静脈瘤手術後から7日間投与

　つまり臨床研究で効いたという証拠をみせても，漢方嫌いだった昔の僕の様な人達を説得することは相当大変だと悟ったのです．

　比較的説得できる臨床研究は2009年に行われました．新型インフルエンザが流行った年で，僕が保険適用の漢方薬煎じ薬を処方している愛誠病院で，職員を対象に補中益気湯❹❶のエキス剤を飲んだ群と飲まない群に分けて，H1N1の感染数を調べました．補中益気湯❹❶内服群は179人中1人，非内服群は179人中7人が感染しました．僕的には納得できるデータでしたが，最高峰の英文誌からはランダム化していないので説得力に欠けるとのコメントを頂きました．確かにそうともとれます．

　たくさんの臨床研究をやって，そしてそれらを講演で使って，漢方嫌いや漢方に中立的な先生方，また昔の漢方嫌いの自分への説得を試みましたが，あまり成果は上がりませんで

した．つまりなんとか漢方の有効性を絞り出した臨床研究を並べても，「それなら使いたいな！」と思ってもらえないということです．

サイエンスを並べても，実は説得できない．煙に巻くには必要

　また，ある漢方薬の作用は，その漢方薬の構成生薬の1つである◯◯が▲▲の働きをしていることが判明したといった他人のデータを使用して，自分の講演会で漢方嫌いの説得を試みたことがあります．この論旨は表面的なサイエンス好きの先生を説得できますが，鋭いサイエンティストであれば，「そうであれば◯◯という生薬だけを飲めばいいのではないですか？」と反論されます．つまり，漢方は生薬の足し算が大切だということころまで落とし込むことが必要なのです．つまり，漢方にはサイエンスがあるといわれていることの多くは，表面的なサイエンス好きの先生を煙に巻く手段の1つで，漢方の神髄には迫っていません．

「道具」と思って使ってください！

　そこで最近至った結論は，「漢方を道具として使用しましょう」というフレーズです．「困っている患者さんに時間稼ぎと思って使用してはどうですか？」と語っています．そして「漢方が嫌いでも時間稼ぎをしたいときがあれば，是非漢方で時間稼ぎをして下さい」と説明しています．漢方薬はスマートフォンと同じです，とも説明しています．まったく漢方に期待しなくても使ってみればいいのです．つまりスマー

トフォンに携帯電話の機能だけを期待して使用すればいいのです．スマートフォンは取扱説明書を読まなくても，カメラが使えて，ネットが見られて，地図の機能もあって，メールの送受信もできて，音楽も聴けるなどなど，自然と使いこなせるようになります．その後に興味があれば，次のステップに進めばいいのです．漢方も同じです．まず時間稼ぎの道具だと思って西洋医学で治らない患者さんに使用すれば，自然と漢方の魅力がわかってきます．エビデンスがあるのかとかサイエンスはなんだとか使いたくない理由を探すよりも，まず使ってみることがなにより大切と理解してもらいたいのです．

　エビデンスが好きな先生には，「人間ドックでエビデンスが明らかで寿命の延長に有益な検査はなんですか？」と尋ねます．実はほとんどの検査にそんなエビデンスはありません．でも大した害もないし，人間ドックを受けるという動機が，健康志向につながるので，僕は人間ドック大歓迎です．漢方もエビデンスがなんだと問う前に，まず使ってみることをお勧めします．保険が効いて，副作用も稀で，そして効くことがありそうなのですから．

　エビデンス優先の先生にはインフルエンザ薬のイナビルの話もします．イナビルはアメリカで臨床試験に失敗し，アメリカでの上市を断念しています．つまり効かないという確たるデータもあるのです．でも日本では効くと思って，そして実際に効くから多くの医師が使用しているのでしょう．エビデンスはあるに越したことはありませんが，エビデンス信者になるよりも臨床医はまず道具として漢方を使用することがいいと思っています．

コラム 腹診や舌診，脈診はやってみると面白い

　少なくとも腹診は処方選択には不要と思っています．それは現代中医学の教科書には和漢の腹診はまったく載っていないからです．現代中医診断学の教科書はあれほど厚いのに，和漢の腹診がまったく載っていないのは処方選択に必須ではないからだと思うのです．現代中医学は日々進歩しています．必須であれば載せるでしょう．

　さて，読者のみなさん．ここでみなさんの周囲に赤いものがあるかを探して下さい．そして覚えておいてね．

　腹診も脈診も舌診もそのやり方を知っていないと，そして概観を理解していないと，注意がそこに向かないと楽しい所見も見逃すことがあるのです．処方選択に不要という立場はそれを必須とするエビデンスがないからです．しかし，なにか自分の臨床に役立つことがあるかもしれない．そんな謙虚な思いをもって，診療にあたることは大切だと思っています．和漢の腹診は腹壁を診ているのです．だから基本的に足は曲げません．舌診は舌の色と舌の表面につく苔（舌苔）の状態，そして舌の形を観察しています．脈診は現代中医学では28種類ありますが，まずは脈の触れる位置が浅いか深いか，触れたら細いか太いか，そして勢いが強いか弱いかの3点に絞って観察すればいいのです．

　さて，周囲の赤いもの覚えていますよね．では記憶に頼って周囲の青いもの答えて？　わからないでしょ．青色に注意して見ていなかったからね．

（新見）

> コラム　どれも効く可能性がある？

　保険適用漢方エキス剤の性質を構成生薬からオートマチックに類推する方法を求めて，「3秒でわかる漢方ルール（新興医学出版社刊）」を創りあげました．漢方薬の相関の叡智を生薬からも垣間見ようという作戦でした．そしてまず漢方薬を15種類に分類しました．今回，痛みという立ち位置で，その15分類を見直すと，どの分類に属する漢方薬もそれぞれなんらかの痛みに効果があることがわかりました．つまり痛みの原因は数しれないということだと思います．そうであれば，西洋医学で治らない痛みに対して漢方薬が効果を発揮することは当然にも思えます．それはたくさんの治療の札が漢方にはあるからです．サイエンスで成り立つ西洋医学には理論の数しか対応薬剤は存在しないともいえます．一方で漢方薬はサイエンスがない時代の相関の叡智にて，いくらでも対応が可能です．

　また1つの漢方薬で無効なときは，鎮痛効果が期待できるものを組み合わせることも行われます．葛根湯❶に朮と附子を加えた葛根加朮附湯に駆瘀血剤の桂枝茯苓丸㉕を併用すると頸椎症もどきの痛みに有効な組み合せになります．麻黄と附子と駆瘀血剤の3つの合わせ技とも理解できます．最初からあてることを期待せず，いくらかでも効果がある漢方薬を探して，ある時は組み合わせて，それらを長期投与することで相当数の患者さんが喜んでくれるのです．

（新見）

> コラム　北京中医薬大学の大学院生と

　先日，北京中医薬大学の大学院生 15 人が僕のラボの見学に来てくれました．移植免疫学と東洋医学の 2 つの講座の指導教授をしていることに興味を惹かれたのでしょうか．彼らと昼ご飯を一緒にしていろいろと質問を投げてみました．

①傷寒論やその他の有名な古典は 1800 年前に本当に存在していたのか？
②証候名はいくつあるのか？
③脈診の 28 種類はすべて鑑別できるのか？
④腹診はやらないのか？
⑤舌診は必須なのか？
⑥現代中医学はフローチャートにならないのか？
⑦なぜ，現代中医学の処方量は多いのか？
⑧なぜ，現代中医学には当帰芍薬散がないのか？
　　　　　　　　　　　　　　　　　　　　　　など

　彼らは真剣に答えてくれました．和漢の先生方に①の質問をしたときなどは，「君はしっかり勉強しているのかね？」といった反問がかえってくることが多かったのですが，現代中医学の博士課程の諸君は真摯に僕の問いに向き合ってくれました．当方も本当に勉強になりました．北京に勉強に行ったとき楽しみが増えました．そして，どれも僕が予想していた解答でした．

（新見）

コラム　逆境こそ勝機

　中国の田舎には小売店が十分にありませんでした．そこでネット販売が急成長しました．中国のお金は偽札も多く，また汚いので触るのも憚られるようなお札もありました．そこで電子決済が瞬く間に普及しました．中国にはクレジットカードはありませんでした．信用という概念がもともとないからという人もいます．そこで自分の信用を獲得するために，電子取引の履歴，行動の履歴などすべての電子情報が利用されるようになりました．中国人は実利主義だそうです．自分のためになるのであれば，少々のリスクは致し方ないということです．つまり個人情報がすべて第三者に握られているのですが，まったく問題ないそうです．その第三者が信頼できる組織（会社）であれば，そこが信用を数値化してくれるからです．ほとんどの生活が電子情報化されます．レンタル自転車をちゃんと返却しているのか，自動車の運転は法定速度か，急発進や急停車していないか，SNSで誰とつながっているかも評価されます．日本は個人情報が漏れることを恐れますが，中国は実利主義ですからお構いなしです．どちらが幸せかはわかりません．しかし，逆境だからこそ急速に進歩している現状を理解できます．世界的にみれば和漢は現代中医学の敵ではありません．現代中医学は1つに集約され，今でも世界制覇に向けて進化を続けています．多くの人が和漢のこの逆境をまずしっかりと現状把握して将来の勝機をつかめるように願っています．

（新見）

> **コラム** 実利主義：それぞれがハッピーに！

ある中国の生命保険は，歩くだけで保険料が減額されます．しかし，歩く情報を GPS から与えているので常に行動を把握されているのです．どこに行ってどんな生活をしているかが握られています．そして電子決済がほとんどですから，その情報も筒抜けです．車の保険に加入するとスマートフォンをダッシュボートにセットすることを強制されます．そのスマートフォンには GPS と加速度センサーが付いています．どんな運転をしているかがすべて数値化されます．こんな保険になぜ望んで加入するのでしょう．そこには「御利益」があるからです．信用度の高い人が事故を起こすと，1時間以内に保険金が審査不要でオートマチックに入金されます．今まで保険の査定をする従業員は不要になるのです．その保険会社では数十万人が不要になりました．ところが解雇しませんでした．その従業員を事故の当事者が自分で対処できないことを行うための応援にまわしたのです．例えば，子どものお迎えの途中で事故に遭ったら，そのお迎えを保険会社が行うのです．こんなシステムにするとみんながハッピーになりますね．タクシーの運転手も運行データはすべて握られています．しかし，乱暴な運転手も，上品な運転手も同じように評価されていた昔よりも断然素晴らしいという利用者の声が大多数だそうです．そして給料に反映されればこれもみんながハッピーですね．和漢と西洋医学も実利主義でそれぞれがハッピーになることを願っています．

(新見)

> **コラム**　些細なことが有益かを知るには？

　マウスにオペラを聴かせると移植した心臓が拒絶されないということを示した論文で2013年にイグノーベル医学賞を頂きました．オックスフォード大学博士課程で将来ラボを持てるようにと教育してくれたみんなに感謝です．そして音楽のような些細なことが免疫系に影響を与えるというメッセージが世界に発信されたのは素晴らしいことと思っています．些細なこととはエビデンスが明らかではないことと思っています．エビデンスがまだ明らかでないものの1つが漢方と思っているのです．著効例があることは間違いないが，二重盲検試験で統計的有意差を出せる漢方はほとんどありません．そんな漢方の魅力を調べる方法の1つがビッグデータです．漢方を飲んでいる群と飲まない群を比べて，そしてどちらが幸せに長生きするかなどはビッグデータで解析できるのです．すると個人情報の提供に懐疑的な日本と，実利主義で喜んで個人情報をどんどんと提供する中国では，漢方薬の解析でも将来明らかな差がでることでしょう．日本ではせめて医療保険で施された治療内容は公共の財産として扱うべきと思っています．当然にビッグデータ化されるべきです．個人情報の提供を拒む人は自費で医療を受けるべきです．7割以上のお金を国から補助してもらっているのに，情報は共有されたくないという主張に賛成しかねます．和漢の将来のためにも保険医療情報はビッグデータ化してもらいたいのです．

（新見）

コラム　先生，怖くないんですか？

　漢方診療は処方選択には不要という立ち位置でフローチャートシリーズやモダン・カンポウシリーズを上梓してきました．僕の外来を見学に来た先生に，「先生，そんなこと言って怖くないんですか？」と聞かれたことがあります．「僕は真実が知りたいだけで，怖くなんかないよ．失うものもないからね！」と答えた覚えがあるのです．真実を知りたい．その欲求が僕を支えているのです．反論がある医師と公開の場で討論をしてみたい．そんな機会がいままで何度か訪れましたが，先方が承知しませんでした．自分に自信があれば正々堂々と討論に応じることが反対意見を持つ医師としての責務と思っています．ましてや大学で教育を担う立場の者には当然の義務でしょう．僕にとって漢方がアイデンティティであれば，漢方の効果を否定することは自分の破滅に繋がるので禁じ手です．僕にはそんなことはどうでもいいのです．ただ真実が知りたいのです．そんな中立の立場で漢方を眺めても，やはり漢方は効いていると思えます．ではなぜエビデンスが出にくいのか．その理由は，①プラセボ効果が与える影響が大きな領域に漢方は効きやすい．つまり器質的疾患よりも機能的疾患でより有効だからです．また，②漢方は西洋薬よりもボツボツ効くことが多いのです．体質改善の意味合いが強いと思っています．そして，③レスポンダーとノンレスポンダーがあります．そこを選び出すサイエンスが登場すると漢方も RCT を勝ち抜けると確信しています．

（新見）

コラム 頑張れ大谷翔平　僕も頑張る！

　娘が中学に入学するときに,「お祝いなにがいい？」と尋ねると,「野球場で野球が観たい」との返答でした．イグノーベル医学賞を受賞したときにフェンフェイパークでボストンレッドソックスとニューヨークヤンキースの試合を観て，当時の日本人大リーガーのそろい踏みが記憶にあるのかもしれません．さっそく東京ドームに家族で野球を観に行きました．僕はちっとも日本の野球に興味はありませんでしたが,そのとき,大谷翔平という選手を知ったのです．誰もやらないことに挑戦する若者なのだと直感で好きになりました．僕は幸運の持ち主で，その後講演の合間などに彼を直にみる機会を探していました．そして「一番ピッチャー大谷翔平」という試合を観戦でき,彼がプレーボールでホームランを打つ姿を見ました．福岡での良い思い出です．もう少し待っていればとてつもない金額を手に入れることができたのに，大リーグで野球をやりたいという一心で早々に渡米しました．そんな彼を見たくてロサンゼルスの仕事でしたが，ダウンタウンより少し離れたアナハイムに滞在して野球を観戦しました．僕は一番を目指す戦いには興味がありません．まったく新しいことに挑戦したいのです．新雪を滑るスキーヤー，または原野に道を作るブルドーザーのイメージです．大谷翔平君を応援しているとそんな力をもらえるのです．「怪我をしないでほしい」応援しているとついつい父親モードになっている自分がいます．彼の生き様からエネルギーをもらって僕もまた新しいことに挑戦していきたいのです．

(新見)

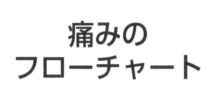

痛みの
フローチャート

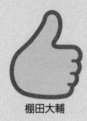

棚田大輔

こむら返り

ファーストチョイス

カリウムが低い

カリウムが低い・冷えでつる傾向

▶ ひとこと MEMO

　西洋薬として処方されるものとしては，筋肉の緊張を取るミオナールや，けいれんを取る目的でガバペンアレビアチンなどがあります．いずれも眠気ふらつきなどの副作用が認められることのある薬剤で，こむら返りの定時投与薬としてはあまり勧められません．内服してから効いてくるまでの時間を考えると頓用にも不向きです．

★★★★★
芍薬甘草湯 ❻❽

眠前1包+屯用，運動前1包+屯用（よくつる人は運動後にもプラス1包）．

★★★★☆
小建中湯 ❾❾ + 芍薬甘草湯 ❻❽

小建中湯❾❾に眠前1包に芍薬甘草湯❻❽を屯用します．小建中湯❾❾は甘草の量が控えめで偽性アルドステロン症のリスクが減ります．

★★★★☆
桂枝加芍薬湯 ❻⓿ + 芍薬甘草湯 ❻❽

桂枝加芍薬湯❻⓿を眠前1包，芍薬甘草湯❻❽を頓用します．桂枝加芍薬湯❻⓿も甘草の量が控えめです．

▶ ひとこと MEMO

　芍薬甘草湯❻❽は芍薬の平滑筋・骨格筋弛緩作用と甘草の平滑筋弛緩作用と甘草の芍薬を助けることでの骨格筋弛緩作用が加わり相乗効果をもつと考えられています．芍薬と甘草は良い相棒といったところですね．2週間以上の芍薬甘草湯❻❽3包分3使用は偽性アルドステロン症のリスクが上がりますので要注意です．眠前投与と頓服が無難かもしれません．

打撲

急性期

通導散 ⑩⑤ では
下痢になる

亜急性期

▶ ひとこと MEMO

　西洋医学的には打撲などの外傷には動かすと痛みの増悪を認めやすいので Rest（安静）にし，痛みの軽減と内出血や炎症を抑えるために患部やその周りを氷嚢などで20分程度 Icing（冷却），内出血や腫脹を防ぐために Compression（圧迫）を，打撲した部位を心臓より高い位置に保つことで内出血を防ぐ Elevation（挙上）の RISE 処置と NSAIDs の投与が行われます．

★★★★☆

通導散 (105)

構成生薬に大黄・芒硝を含むため，強い下痢をするようなら桂枝茯苓丸㉕に変更します（多少下痢するくらいの量が効果的です）.

★★★★☆

桂枝茯苓丸 ㉕

単独でも内出血や打撲の痛みを軽減しますが通導散(105)や治打撲一方(89)に併用することも.

★★★★☆

治打撲一方 (89)

患部の血行をよくするとともに腫れや痛みを改善します．あまり体質にとらわれず用いられます.

▶ ひとことMEMO

漢方薬で打撲を早く治すには，西洋医学的処置に加え，急性期には通導散(105)を3日程度併用します．通導散(105)はもともと打撲の薬で，落馬や鞭打ちの刑の後などに内出血やそれに伴う吸収熱や神経症に用いていたようです．亜急性期や下しやすい人の場合は治打撲一方(89)を用います．私の経験では桂枝茯苓丸㉕を併用する方が早く効果が得られます.

コラム　便秘の西洋薬の進化と温故知新

便秘にはまずマグネシウム製剤などの緩下剤をベースにセンノシドなどの腸管刺激薬を屯用で処方しても，難治性のことが多々ありました．クロライドチャネルアクチベーターと呼ばれ，腸管粘膜上のClC-2クロライドイオンチャネルを活性化することで，腸管内への水分分泌を促進するアミティーザ（ルビプロストン）が使用できるようになり，従来の緩下剤，腸管刺激薬では効果を認めなかった症例でも著効を示すケースが増えてきています．さらにオピオイド誘発性便秘に対しては，消化管のオピオイド受容体に結合し，オピオイド鎮痛薬に拮抗することによりオピオイド誘発性便秘を改善するスインプロイク（ナルデメジン）が実際の使用感としては良好です．

潤腸湯(じゅんちょうとう)(51)は分泌型の便秘薬アミティーザと類似の機序で排便を促進することがわかっています．名前の通り腸を潤して便秘を改善する漢方薬として古くから用いられており，特に高齢者や兎糞状便（小さくて硬い便）に有効であることが知られています．西洋薬のアミティーザと古からの潤腸湯(じゅんちょうとう)(51)の作用機序が類似するというのも興味深いものです．

（棚田）

帯状疱疹

急性期

越婢加朮湯 ㉘ ＋五苓散 ⑰ ★★★★

熱感のある水泡に越婢加朮湯㉘，浮腫や蕁麻疹に五苓散⑰を併用すると，なお良いです．

▶ ひとこと MEMO

　帯状疱疹には抗ウイルス薬が投与され，鎮痛薬としてNSAIDs や非常に強い痛みの際にはトラムセットが使用されることもあります．急性期は炎症性疼痛が主ですが，炎症が強いと神経障害性疼痛も並存します．その際には早期にリリカ（プレガバリン）やサインバルタ（デュロキセチン）も併用されます．

帯状疱疹後神経痛

ファーストチョイス

冷えると痛む

▶ ひとこと MEMO

　帯状疱疹後神経痛に移行してしまうと神経障害性疼痛の要素が強くなりますので，トラムセット（トラマドール・アセトアミノフェン配合錠）にリリカ（プレガバリン）やサインバルタ（デュロキセチン）が併用されます．症状が強い場合には硬膜外ブロックなどの神経ブロックや脊髄電気刺激療法などが必要なこともあります．

★★★★☆

→ 抑肝散 (54)

神経障害性疼痛のファーストチョイスです．

★★★★☆

→ 桂枝加朮附湯 ⑱

冷えて痛むときのファーストチョイスです．

or 麻黄附子細辛湯 (127)

やや高齢者向けの冷え痛みに．

▶ ひとこと MEMO

帯状疱疹後神経痛に移行してしまった場合は，神経障害性疼痛の要素が強まります．西洋医学的アプローチに加え，漢方薬では抑肝散(54)の併用がファーストチョイスになります．冷えると痛む場合は桂枝加朮附湯⑱や麻黄附子細辛湯(127)を使用すると効果を認める場合があります．

アロディニア

> 強いアロディニア

> 効果がないとき

▶ ひとこと MEMO

アロディニアの患者は感覚の異常により小さな刺激にも強い痛みとして感じます．アロディニアも神経障害性疼痛の症状ですので西洋医学的にはリリカ（プレガバリン）やサインバルタ（デュロキセチン）の投与や神経ブロックで対応します．

★★★☆☆
→ 大防風湯 ❾⓻ ＋ 桂枝茯苓丸 ㉕

アロディニアで困った時に月単位で気長に処方します．

★★★☆☆
→ 大防風湯 ❾⓻ ＋ 温清飲 ㊼

アロディニアで困った時の最終兵器．
こちらも月単位で気長に内服します．

> ▶ ひとこと MEMO

漢方薬では，アロディニアに十味剉散が使用されます．エキス製剤では大防風湯❾⓻＋桂枝茯苓丸㉕または大防風湯❾⓻＋温清飲㊼が十味剉散という漢方薬に近い生薬構成となっています．

三叉神経痛

ファーストチョイス

肩こり・便秘が強ければ

効果がないとき

▶ ひとこと MEMO

　三叉神経痛にはテグレトールが第一選択でリオレサールやラミクタールなども使用されますが，テグレトールは薬疹で内服できない人もいます．痛みの強い場合は三叉神経の末梢枝ブロックや根元のガッセル神経節ブロックを行うこともあります．難治性の場合にはガンマナイフ治療や微小血管減圧術も行われます．

★★★★☆

川芎茶調散 ⑫㊃
せんきゅうちゃちょうさん

基本的には西洋薬を優先するのが基本です．症状の軽減に乏しい場合や副作用，減量したい場合などに漢方薬を併用します．

★★★☆☆

桃核承気湯 ㊶
とうかくじょうきとう

血行循環不良が背景にある頭痛に効果的な漢方薬．しつこい便秘にも頻用されます．

★★★☆☆

麻杏薏甘湯 ㊸
まきょうよくかんとう

筋肉痛に使われることが多い漢方薬ですが頭痛に効果的なこともあります．

▶ ひとこと MEMO

川芎茶調散⑫㊃は風邪っぽい頭痛や病態のよくわからない頭痛に意外と効果を認めます．血行不良が潜んでいるような肩こりや便秘には，桃核承気湯㊶が効果的なこともあります．麻杏薏甘湯㊸は基本的に筋肉系の急性炎症に使われる漢方薬ですが，冷えや夕方に痛みが増強する人には効果的なこともあります．

片頭痛

> ファーストチョイス

> 効果がないとき

▶ ひとこと MEMO

片頭痛の発作時には症状に応じてアセトアミノフェン，NSAIDs，トリプタン製剤，エルゴタミン製剤などを屯用します．片頭痛重積発作や治療抵抗性発作には鎮静麻酔薬やステロイドが投与されることもあります．発作予防にはデパケン（バルプロ酸）やジェイゾロフト（セルトラリン：SSRI），β遮断薬，Ca拮抗薬を投与します．

★★★★★
呉茱萸湯 ㉛

発作時頓用では 1 回に 2 包内服します.
発作予防には毎食前 1 包内服します. 忘れたら食後でも OK.

★★★★☆
川芎茶調散 ⑫④

発作時頓用では 1 回に 2 包内服します.
発作予防には毎食前 1 包内服します.
発作時優先順位は, トリプタン≧呉茱萸湯㉛＞川芎茶調散⑫④ですが, 患者さんが効果を感じるものを優先します.

▶ ひとこと MEMO

呉茱萸湯㉛は三叉神経の炎症を鎮め, 頭蓋内血管の拡張を収縮させて片頭痛を抑えると考えられています. それにより, 片頭痛発作が起きた後にトリプタンを飲んでも効果が薄い場合もありますが, 呉茱萸湯㉛では発作中に飲んでも効果が期待できます. トリプタンも呉茱萸湯㉛も効果ないときは川芎茶調散⑫④が効果的なこともあります.

緊張型頭痛

ファーストチョイス

セカンドチョイス

▶ ひとこと MEMO

緊張型頭痛は一次性頭痛の中で最も多い頭痛です．発作予防にはトリプタノール（アミトリプチリン）やテトラミド（ミアンセリン）などの抗うつ薬，ミオナール（エペリゾン）などの鎮痙剤やワイパックス（ロラゼパム）などの抗不安薬を，発作時にはアセトアミノフェンやNSAIDsなどの鎮痛薬やミオナール（エペリゾン）などの鎮痙剤が使用されます．

★★★★☆

釣藤散（ちょうとうさん） ㊼

釣藤散㊼はイライラを抑えて不眠を改善したり，神経症のめまい，頭のふらつきに対して使用される漢方薬です．

★★★☆☆

抑肝散（よくかんさん） (54)

静かな怒りを持っている人に効果的で，不眠・不安・イライラ・抑うつ・神経痛に使用されます．

▶ ひとことMEMO

高齢者に多い朝方の頭痛や中高年の慢性頭痛に対して有効な場合があります．緊張性頭痛や肩こり，高血圧随伴症状という病名になります．約1週間で効果を認めることが多いです．同じ釣藤鈎（ちょうとうこう）を含み向精神作用をもつ柴胡（さいこ）を含む抑肝散（よくかんさん）(54)も同様に効果を認めることがあります．

硬膜穿刺後頭痛

ファーストチョイス

効果がないとき

▶ ひとこと MEMO

硬膜穿刺後頭痛は手術時の硬膜外麻酔や硬膜外ブロック施行後に起こり，安静仰臥位よりも坐位や立位など，頭高位で頭痛・ふらつき・嘔気などが出現し，術後では早期離床の妨げになることがあります．飲水（コーヒーなどカフェインの多いもの）や補液でよくなることもありますが，硬膜外に生理食塩水の注入や，自己血パッチが必要になることもあります．

★★★★☆
五苓散 ⑰
脳脊髄液が硬膜外に漏れ出て起こる頭痛を水のアンバランスととらえ，利水剤を処方します．

★★★★☆
呉茱萸湯 ㉛
片頭痛のファーストチョイスである呉茱萸湯㉛が有効なこともあります．

▶ ひとこと MEMO

　硬膜穿刺後頭痛にはやはり五苓散⑰がファーストチョイスです．頭痛ということで呉茱萸湯㉛が使用されることもあります．硬膜穿刺後頭痛の患者さんはもう1度針を刺されることに恐怖感がある場合もあるため，保存的治療の1つとして五苓散⑰は重宝します．リリカ（プレガバリン）との併用も有効なことが多い印象です．

肩こり

ファーストチョイス

セカンドチョイス

便秘傾向

▶ ひとこと MEMO

　西洋医学では，肩こりにテルネリン（チザニジン）などの筋弛緩薬やビタミン剤，貼付剤で効果不十分なら，星状神経節ブロック・肩甲上神経ブロック・浅頸神経叢ブロック・深頸神経叢ブロック・腕神経叢ブロック・頸部硬膜外ブロックなどが行われます．

★★★★★
葛根湯 ❶

屯用使用でも効果があります．

★★★★☆
芍薬甘草湯 ❻❽
or 芍薬甘草湯 ❻❽ ＋附子末

筋肉の緊張には芍薬甘草湯❻❽，冷えがあれば附子末を併用します．

★★★★☆
桃核承気湯 ❻❶

便秘症の肩こりの人に．

▶ ひとこと MEMO

　肩こりといえば葛根湯❶です．風邪の初期症状の薬というイメージですが，肩こりにも著効します．飲みすぎるとエフェドリンの作用で不眠になることもあるので注意が必要です．芍薬甘草湯❻❽の屯服併用が効果的です．強固な便秘と肩こりが並存する場合は桃核承気湯❻❶が適応になります．

五十肩（肩関節周囲炎）

ファーストチョイス

セカンドチョイス

効果がないとき

▶ ひとこと MEMO

急性期は NSAIDs やテルネリン（チザニジン）などの筋弛緩薬，貼付剤などを使用します．慢性期では NSAIDs をアセトアミノフェンに変更したり，強い痛みであれば肩甲上神経ブロックや肩峰下滑液包内・肩関節内へのヒアルロン酸やステロイドと局所麻酔薬の注入なども行われます．

★★★★★

二朮湯 ㊽

五十肩といえば，まず二朮湯㊽です．効果発現までには7日程度かかります．

★★★☆☆

芍薬甘草湯 ㊻

筋緊張が強い場合には芍薬甘草湯㊻が有効なことも．

★★★★★

二朮湯 ㊽ ＋附子末
or 芍薬甘草湯 ㊻ ＋附子末

1日1.5 g 分3から始めて4週毎に1.5 g/日ずつ増量していきます．

▶ ひとこと MEMO

肩関節周囲炎といえばまずは二朮湯㊽です．急性期よりは慢性期に使用します．効果不十分なら附子末を加えます．筋緊張が強い場合は芍薬甘草湯㊻も有効な場合があります．夜間痛に有効なことも多いので眠前に1包併用するのもおすすめです．

外傷後頸部症候群 (むち打ち症)

ファーストチョイス

セカンドチョイス

▶ ひとこと MEMO

急性期には炎症を抑えるNSAIDsを1～2週間定時投与し,筋緊張が強い場合はテルネリン(チザニジン)やミオナール(エペリゾン)などの鎮痙剤を併用します.症状が強ければトラムセット(トラマドール・アセトアミノフェン配合錠)を使用することもあります.

★★★★★
治打撲一方 ❽⑨

痛みが強いときは桂枝茯苓丸㉕を併用すると効果がわりと早く出ます．

★★★☆☆
四逆散 ㉟

精神安定作用から症状を軽減させます．
効果発現には7日程度かかります．

▶ ひとこと MEMO

外傷契機の症状に対する漢方薬は治打撲一方❽⑨がファーストチョイスです．外傷契機の椎間関節や頸部の痛みに効果が得られることが多いです．桂枝茯苓丸㉕併用が効果的なこともあります．四逆散㉟は外傷後頸部症候群のうち，貰い事故などでやられた感が強く，頸部症状で疲弊して身も心もボロボロな感じの人に効果を認めることがあります．

頸椎症

入浴で症状が軽減する

不眠・イライラ

冷えと筋緊張

▶ ひとこと MEMO

頸椎症はテルネリン（チザニジン）などの筋弛緩薬，デパス（エチゾラム）などの抗不安薬，サインバルタ（デュロキセチン）やリリカ（プレガバリン）などの薬剤が使用され，星状神経節ブロック・トリガーポイント注射，頸部硬膜外ブロックや腕神経叢ブロックなどの神経ブロック療法が行われます．

★★★★★
桂枝加朮附湯 ⑱

上半身を温めて症状を軽減する漢方薬の代表選手です．

★★★★☆
抑肝散 ㊵

イライラや神経障害性要素の強い症状に効果があります．

★★★★☆
芍薬甘草湯 ㊿ ＋附子末

筋肉を緩めてさらに温めて痛みをとります．

▶ ひとこと MEMO

　頸椎症は入浴で軽減することが多く，その際には桂枝加朮附湯⑱を内服すると効果が得られやすくなります．不眠・イライラを伴う神経障害性要素を含む頸椎症は，抑肝散㊵が効果的なこともあります．冷えで増悪する筋肉痛関節痛の要素が強ければ芍薬甘草湯㊿＋附子末が著効することがあります．

コラム 神経障害性疼痛

神経障害性疼痛では，痛みの伝導路に圧迫・断裂・炎症などが存在し，障害されている支配神経領域に異常な感覚過敏が見られます．痛みの特徴としては，「灼けつくような（灼熱感）痛み」「電撃痛」「ビリビリするような痛み」「ズキズキするような痛み」などと表現されることが多いです．がん性疼痛で難治性のものには神経障害性疼痛の要素が含まれております．その割合は全がん性疼痛の約36%と言われており，いたずらにオピオイドを増量しても対応できない痛みです．鎮痛補助薬を併用することが基本とされており，リリカ（プレガバリン），サインバルタ（デュロキセチン），トリプタノール（アミトリプチリン）が頻用されます．しかし，オピオイドも鎮痛補助薬も眠気ふらつきを誘発しやすい薬剤であるため，増量が難しい患者さんも多々みられます．そんな際に眠気の少ない抑肝散(よくかんさん)(54)が重宝します．

（棚田）

急性腰痛症（ぎっくり腰）

どんなぎっくり腰にも

芍薬甘草湯 ❻❽ ＋桂枝茯苓丸 ㉕ ★★★★★

1回目はそれぞれ2包ずつを内服します（できればお湯に溶かして飲みます）．その後はそれぞれ1包を1日3回症状がおさまるまで内服します．

▶ ひとこと MEMO

芍薬甘草湯❻❽は筋肉の攣縮を緩和するファーストチョイスです．急性腰痛症の病態を筋攣縮に急性の血行循環障害が加わったものと考え桂枝茯苓丸㉕を併用します．桂枝茯苓丸㉕は血管平滑筋を弛緩させ血行循環障害を改善する働きが作用機序の1つとして考えられています．これらを神経ブロックに併用するとさらに早期に症状が緩和されます．

慢性腰痛症

高齢者の腰痛

痛みよりだるさ

冷え

起床時の痛み

▶ ひとこと MEMO

まずはアセトアミノフェンや NSAIDs を使用し，しびれ痛みなど，神経障害性疼痛の要素を認めればサインバルタやリリカを併用します．痛みの悪循環を断ち切るために硬膜外ブロックやトリガーポイント注射を併用することも多いです．トラムセットやノスパンテープが奏功することもあります．

★★★★★
牛車腎気丸 ⑩

加齢に伴う腰下肢痛のファーストチョイス．

★★★★☆
疎経活血湯 ㊿

血行不良が背景にありそうな腰痛に処方します．

★★★★☆
当帰四逆加呉茱萸生姜湯 ㊳

手足の冷えが強い人に頻用され，とにかく温めてくれる漢方薬です．

★★★☆☆
五積散 ㊿

寒さと湿気で増悪する症状に頻用されます．

▶ ひとこと MEMO

　高齢者の腰痛にはまず牛車腎気丸⑩を使用します．痛だるさなど，なんとなくスッキリしない症状には疎経活血湯㊿が効果的なこともあります．冷えを訴える患者の腰痛には当帰四逆加呉茱萸生姜湯㊳が著効しやすい傾向です．寒さや湿気が増悪因子になる人や，起床時の痛みが強い人には五積散㊿が効果的なことが多いです．

腰椎椎間板ヘルニア

> ファーストチョイス

> セカンドチョイス

> だるさが残れば

▶ ひとこと MEMO

　ヘルニアにはまずはアセトアミノフェンやNSAIDsを使用し，しびれ痛みなど，神経障害性疼痛の要素を認めればサインバルタやリリカを併用します．難治症例には硬膜外ブロック・神経根ブロック・椎間板ブロックなどの神経ブロックや経皮的髄核摘出術などを行います．

★★★★☆
→ 抑肝散 54

眠くならない鎮痛補助薬(神経障害性疼痛の薬)的な漢方薬です.とにかく使ってみましょう.

★★★★☆
→ 牛車腎気丸 107

加齢に伴う腰下肢痛・しびれで入浴で楽になる場合に処方します.

★★★☆☆
→ 疎経活血湯 53

血行障害が背景にある腰背部症症に使用されます.
2週目くらいから,ややゆっくり効いてきます.

▶ ひとこと MEMO

主には神経が圧迫されることによる症状(神経障害性疼痛)には抑肝散54が効果的なことが多いです.入浴で楽になるようなら牛車腎気丸107が効果を認めやすいです.両者を併用することもしばしばあります.だるいような痛みが残る場合には疎経活血湯53が効果を認めることもあります.

腰部脊柱管狭窄症
（坐骨神経痛）

ファーストチョイス

セカンドチョイス

冷えが強ければ

▶ ひとこと MEMO

　脊柱管狭窄症には，アセトアミノフェンや NSAIDs を使用し，しびれ痛みなど神経障害性疼痛の要素を認めればサインバルタやリリカなどを併用します．血行動態が関連する場合にはオパルモン（リマプロスト）を併用します．痛みの悪循環を断ち切るために硬膜外ブロックを併用することも多いです．難治性では脊髄刺激療法が行われることもあります．

★★★★☆
牛車腎気丸 ⑩

加齢に伴う症状に対して使用され,腰下肢痛しびれで入浴により楽になる場合に頻用されます.

抑肝散 ㊺

眠くならない鎮痛補助薬的な漢方薬です.

★★★☆☆
当帰四逆加呉茱萸生姜湯 ㊳

手足の冷えが強い人に頻用され,とにかく温めて症状を軽減してくれます.

▶ ひとこと MEMO

脊柱管狭窄症は,加齢に伴う椎体の変形や黄色靱帯の肥厚による症状ですので牛車腎気丸⑩がファーストチョイスになります.神経圧迫による症状に対しては抑肝散㊺あるいは牛車腎気丸⑩と抑肝散㊺の併用が効果的なこともあります.冷えが非常に強い(自他覚ともに冷えていることが多い)症例には当帰四逆加呉茱萸生姜湯㊳が著効する場合もあります.

変形性膝関節症

ファーストチョイス

熱感と腫脹があるとき

効果がないとき

▶ ひとこと MEMO

西洋医学的にはアセトアミノフェンがまず使用され，疼痛緩和が不十分な際や炎症兆候がある場合にはNSAIDsを2週間程度投与します．ヒアルロン酸の関節内注入は比較的初期でないと効果は少ないといわれています．非常に強い痛みですとトラムセットやノルスパンテープも使用されます．

★★★★★

防已黄耆湯 ⑳

変形性膝関節症といえば防已黄耆湯⑳というくらい有名な漢方薬です．関節内水腫と下肢浮腫の軽減効果が期待できます．

★★★★☆

越婢加朮湯 ㉘

防已黄耆湯⑳に併用すると早く症状が軽減します．

★★★★☆

防已黄耆湯 ⑳ ＋附子末

附子末を 1.5 g から追加し，4 週毎に 1.5 g ずつ漸増していきます．

▶ ひとこと MEMO

　水太り気味な中高年女性の変形性膝関節症といえば防已黄耆湯⑳が有名ですが，防已黄耆湯⑳単独よりは附子末を加えたほうが有効率が高まります．熱感と腫脹があるときは冷やす作用と浮腫をとる作用をもつ越婢加朮湯㉘を短期間 (1〜2 週間) 併用します．

関節リウマチ

ファーストチョイス

熱感と腫脹

中高年の水太り気味な女性

著しい関節の変形があれば

▶ ひとこと MEMO

関節リウマチに対する治療は抗リウマチ薬や生物学的製剤ですが,痛みに対する効果が出るまでには時間がかかります.それまではアセトアミノフェンやNSAIDs,トラマール（トラマドール）やトラムセット（トラマドール・アセトアミノフェン配合錠),ノイロトロピンなどが使用されます.

★★★★★
芍薬甘草湯 ❻❽ ＋附子末

関節リウマチは冷えで関節や筋肉が痛み麻痺感があり四肢の屈伸が困難な場合が多く，芍薬甘草湯❻❽に附子を加えて使用します．

★★★★☆
越婢加朮湯 ❷❽

関節炎症状が強い場合に使用します．

★★★☆☆
防已黄耆湯 ❷⓪

関節の浮腫が強い時に使用します．

★★★☆☆
大防風湯 ❾❼

重症のリウマチで関節の変形が強い時に使用すると関節の変形が軽減することもあります．

▶ ひとこと MEMO

関節リウマチは冷えとこわばりに対して芍薬甘草湯❻❽＋附子末がファーストチョイスですが，関節炎の症状が強い時期は越婢加朮湯❷❽を使用します．中高年の水太り傾向の女性には防已黄耆湯❷⓪で関節の浮腫が取れて効果的なこともあります．著しい変形をきたす関節炎を認め衰弱傾向の人には大防風湯❾❼が適応になります．

舌痛症・肢端紅痛症

> ファーストチョイス

> 舌に赤みを帯びていたら

> うつっぽい

▶ ひとこと MEMO

ベンゾジアゼピン系抗不安薬・サインバルタ（デュロキセチン）・リリカ（プレガバリン）が有効なこともあります．効果不十分な際にはデパケン（バルプロ酸）が効果的なこともあります．

★★★★☆

抑肝散 ❺❹

鎮痛補助薬（神経障害性疼痛の薬）的な漢方薬です．
舌などに赤みがなければまずは抑肝散❺❹を使用します．

★★★★☆

加味逍遙散 ❷❹

舌痛症は東洋医学的には舌に何らかの原因で熱が生じて痛みが出るととらえるので清熱作用のある生薬と向精神作用のある生薬を含む加味逍遙散❷❹を使用します．

★★★☆☆

四逆散 ❸❺

精神安定剤的な漢方薬です．

▶ ひとこと MEMO

神経障害性疼痛として捉えると抑肝散❺❹が適応になります．舌の先端に赤みを認める場合は加味逍遙散❷❹が効果的なことがあります．加味逍遙散❷❹である程度効果を認めるけれどもう一声というときには香蘇散❼⓪を併用するとさらに効果的なことがあります．痛みで精神的に疲弊してしまっていたら四逆散❸❺が適応になります．

抜歯後遷延痛（神経障害）

ファーストチョイス

少し怒りが落ち着いたら

効果がないとき

▶ ひとこと MEMO

抜歯後遷延痛（神経障害）は神経障害性疼痛であることからサインバルタ（デュロキセチン）やリリカ（プレガバリン）をまず使用します．メチコバール（$VitB_{12}$）が処方されていることが多いですが効果が出るまで月単位です．症状が強い場合は星状神経節ブロックを併用しますが針を刺されることに恐怖を感じる患者さんも多くいます．

★★★★☆

抑肝散(よくかんさん) (54)

鎮痛補助薬（神経障害性疼痛の薬）的な漢方薬
怒りや緊張を緩和する作用もあります．

★★★★☆

抑肝散(よくかんさん) (54) ＋治打撲一方(ぢだぼくいっぽう) (89)

治打撲一方(ぢだぼくいっぽう)(89)はもともと打僕に対する漢方薬で外傷契機の症状に応用されます．

★★★☆☆

桂枝茯苓丸(けいしぶくりょうがん) ㉕

桂枝茯苓丸(けいしぶくりょうがん)㉕は血行循環障害を改善して神経障害の回復を促します．

▶ ひとことMEMO

抜歯後遷延痛（神経障害）の患者さんは，医療に対し強い怒りを感じている人が多く，その観点と神経障害に対する処方から考えるとサインバルタ（デュロキセチン）などに抑肝散(よくかんさん)(54)の併用がファーストチョイスになります．怒りで増幅された痛みをまず抑えます．手術侵襲という外傷を契機に発症した症状と考えると治打撲一方(ぢだぼくいっぽう)(89)が併用されます．

肛門部痛

ファーストチョイス

発赤腫脹が強ければ

内臓下垂気味なら

▶ ひとこと MEMO

痔疾や痔疾術後に痛みの残る患者さんはまず,ロキソニン(ロキソプロフェン)などの NSAIDs が使用され,軟膏を処方されています.次に使用するのはサインバルタ(デュロキセチン)やリリカ(プレガバリン)で,難治性肛門部痛には仙骨硬膜外ブロックやくも膜下ブロックを併用することもあります.

★★★★★
乙字湯 ❸
軽度から中程度の痔核などの肛門部痛症状に使用します．多くは7日程度で効果を実感できます．

★★★★☆
乙字湯 ❸ ＋麻杏甘石湯 ㊺
乙字湯❸に麻杏甘石湯㊺を加えることで抗炎症効果が強まります．

★★★☆☆
乙字湯 ❸ ＋補中益気湯 ㊶
補中益気湯㊶は消化管機能の全般的な回復をもたらし，内臓の弛緩が引き締まります．

▶ ひとこと MEMO

　乙字湯❸は痔疾に特化したファーストチョイスの漢方薬になります．発赤腫脹が強ければ麻杏甘石湯㊺を併用して滲出性炎症を抑えます．肛門の弛緩性脱出（内臓下垂の1症状）が強ければ補中益気湯㊶を併用すると引き上げ作用が強化され症状の緩和につながることもあります．

月経に関する痛み

> ファーストチョイス

> 浮腫と冷え傾向の人

> 肩こり・便秘傾向の人

▶ ひとこと MEMO

月経困難症に対してはロキソニン（ロキソプロフェン）やボルタレン（ジクロフェナク）などの NSAIDs をまず使用しますが，効果不十分ならトラマドール製剤を使用することもあります．低用量ピルでコントロールする場合もありますが，症状緩和困難な場合は偽閉経療法や黄体ホルモン療法などが行われることもあります．

★★★★☆
桂枝茯苓丸 ㉕

血行循環障害を改善する代表的な漢方薬で，婦人科三大処方漢方薬の1つです．

★★★★☆
当帰芍薬散 ㉓

温める利水薬で血行循環障害の改善作用も持つ漢方薬で，婦人科三大処方漢方薬の1つです．

★★★★☆
桃核承気湯 ㉑

血行循環障害を改善する作用が強い漢方薬ですが便秘にも使用します．下痢に注意が必要です．

▶ ひとこと MEMO

月経困難症は代表的な血行循環障害に伴う症状ですので血行循環障害に対する漢方薬である桂枝茯苓丸㉕（ややしっかりした体格），当帰芍薬散㉓（やや細身で冷えと浮腫あり），桃核承気湯㉑（肩こり・便秘傾向）が頻用されます．加味逍遙散㉔もやや熱感があり精神不安定を呈する場合には効果を認める場合があります．

線維筋痛症

> ファーストチョイス

> 静かな怒りを感じたら

> うつっぽい

> イライラが強い

▶ ひとこと MEMO

研究が進んできて,脳内のドパミンシステムの機能低下により中枢性疼痛抑制機構は十分に働かないことが原因の1つであるとわかってきました.NSAIDs やステロイドは無効なことが多く,サインバルタ・リリカやトラムセットなどが頻用されます.運動療法や認知行動療法などの非薬物療法も併用します.

★★★★☆

➤ 加味逍遙散 ㉔

多部位の痛みと場所の変わる痛みに対するファーストチョイス.

★★★★☆

➤ 抑肝散 ㊴

不眠・イライラの改善効果のある漢方薬ですが, イライラは一見わかりにくい静かな怒りであることが多いです.

★★★☆☆

➤ 四逆散 ㉟

精神安定剤的な漢方薬です.

★★★☆☆

➤ 柴胡加竜骨牡蛎湯 ⑫

抑肝散㊴よりイライラが前面に出ている場合に使用します.

▶ **ひとこと MEMO**

まずは加味逍遙散㉔を処方します. 効果がもう一息のときは香蘇散㊱を追加してみるとよいこともあります. 加味逍遙散㉔, 抑肝散㊴, 四逆散㉟, 柴胡加竜骨牡蛎湯⑫は, いずれも精神安定作用のある柴胡が含まれている柴胡剤と呼ばれる漢方薬の仲間です.

乳房切除後疼痛症候群

ファーストチョイス

疼痛部の浮腫傾向

▶ ひとこと MEMO

　乳房切除後疼痛症候群は神経障害性疼痛の一種と捉えられており，薬物療法としてはサインバルタ（デュロキセチン），リリカ（プレガバリン），トリプタノール（アミトリプチリン）などのいわゆる鎮痛補助薬が使用されます．さらに症状が強い場合には硬膜外ブロックや硬膜外持続注入が行われることもあります．

★★★★☆

▶ 治打撲一方❽⊕＋桂枝茯苓丸㉕

治打撲一方❽は外傷（手術）契機の症状に使用する漢方薬です．桂枝茯苓丸㉕の血行循環障害を改善する効果をプラスすると効果がでやすくなります．

★★★☆☆

▶ 当帰芍薬散 ㉓

当帰芍薬散㉓には抗浮腫効果と血行循環障害を改善する働きがあります．

▶ ひとこと MEMO

手術侵襲という外傷を契機に発症した症状と考えると治打撲一方❽が適応となります．血行循環障害も並存していると考えて，桂枝茯苓丸㉕を併用すると症状が軽減する場合があります．結果として神経障害性疼痛が生じていることから抑肝散㊾も適応となります．西洋医学的治療に併用するとよいでしょう．

レイノー症状

ファーストチョイス

セカンドチョイス

▶ ひとこと MEMO

レイノー症状は血管攣縮を誘発する過剰な α_2 アドレナリン作動性反応に起因すると考えられています．そのため，寒冷刺激，喫煙，その他あらゆる血管攣縮の誘因を回避することが原則です．薬物療法としては，血管拡張性カルシウム拮抗薬，またはミニプレス（プラゾシン）等を投与します．

★★★★★
当帰四逆加呉茱萸生姜湯 ㊳
手足を強力に温めます.桂枝茯苓丸㉕を併用すると,より効果的なこともあります.

★★★☆☆
当帰芍薬散 ㉓
当帰四逆加呉茱萸生姜湯㊳が飲めない場合の代替に使用します.
桂枝茯苓丸㉕を併用すると,より効果的なこともあります.

▶ ひとこと MEMO

当帰四逆加呉茱萸生姜湯㊳は手足の冷えによる症状を改善すると考えられています.当帰四逆加呉茱萸生姜湯㊳が胃に障る人には当帰芍薬散㉓を代わりに使用しますが上半身に対する効果がやや弱い印象です.レイノー症状から冬季にしもやけになる人には桂枝茯苓丸㉕を併用するとより効果的な場合があります.

コラム　ストレス社会に有効!?
抑肝散(54)と加味逍遙散㉔

　抑肝散(54)の一番の利点は，オピオイドや，鎮痛補助薬（リリカ，サインバルタなど）と比べて圧倒的に眠気ふらつきが少ないことが挙げられます．抑肝散(54)の効能効果として不眠症がありますが，入眠剤というよりは神経の高ぶりを抑えて眠りに誘う感覚でしょうか．私自身が使用した実感としては，雑音が消え，無駄な力が抜けて海の底にゆっくり沈んでいく感覚(映画で言えばグランブルー的なイメージ)でしょうか．イライラしたときにはまず一服，ストレス社会に生きる現代人の必携のおすすめ漢方薬の１つです．

　加味逍遙散㉔は，微小循環障害（特に骨盤内の瘀血）を改善させる効果，更年期のイライラ，ヒステリーや，周囲から煙たがられて浮いてしまうような気分の不安定さを改善する作用があると言われています．実臨床では，症状が良くなっていても症状がゼロにならないと「全然変わらないです」と軽減効果を認めない患者さんが多いです．

　抑肝散(54)と加味逍遙散㉔はどちらも柴胡という向精神作用をもつ生薬が含まれています．抑肝散(54)は蒼い怒り，加味逍遙散㉔は紅い怒りのイメージで覚えます．

（棚田）

> **コラム** 抗加齢効果のある漢方薬

　古来より皇帝の若さと健康をできるだけ長く保ち，あわよくば不老不死をという強い願いによって発展してきた東洋医学の歴史があります．

　東洋医学的には，後天の気（肺や消化器から取り入れられるエネルギー）が栄養分となり，先天の気（生まれ持っているエネルギー）に取り込まれて全身を巡ることで生命力と若さが保たれていると考えられています．それから考えると，漢方薬として抗加齢効果があるものとしては，生まれ持ったエネルギーの低下である加齢に伴う諸症状（排尿困難，夜間頻尿，下肢痛，しびれ，かすみ目，かゆみなど）に対して頻用される八味地黄丸❼や牛車腎気丸❿が挙げられます．もう1つは，消化管機能を立て直し，消化器から取り入れられるエネルギーを増やす働きを持つ六君子湯㊸が挙げられます．

　これらの漢方薬を使用するのも有効ですが，それだけに頼らず，現代人に多い肺や消化器から取り入れられるエネルギーが減ってしまう冷たいものの飲食を控え，暴飲暴食を自制し，適度なストレスの発散で心身のバランスを保って生活することに努めることも重要です．

　がん自体が加齢現象の一形態とも言えますので牛車腎気丸❿や六君子湯㊸ががんの緩和領域で使用されていることにも納得がいきますね．

〈棚田〉

> **コラム**　食養生の実践

　がん性疼痛に対して内臓神経ブロックをした膵癌ステージ４の患者さんの話ですが，その方はある企業の経営層の方で「なんとか仕事を続けたいので抗がん剤以外にできることはないですか？」と相談されました．それまでの食生活を聞いてみますと毎晩のように打ち合わせで外食がほとんどで飲酒量も多く，運動はしていないとのことでした．幸いにも内臓神経ブロックで痛みは NSAIDs で自制内まで落ち着きましたので，十全大補湯❹⓼を免疫力保持目的に処方し，生活習慣としては禁酒・キノコ類や海藻類，味噌や納豆などの発酵食品，食物繊維の豊富な野菜を多く摂取する和食中心の食生活・運動・体を冷やさない生活習慣を提案しました．さすがに経営層にまでなられていた方で，今までの生活を徹底的に見直し，提案を実行されました．抗がん剤を続けながら仕事も継続されました．内臓神経ブロック後，１年２ヵ月後に亡くなられましたが，亡くなる２週間前までお仕事もされていたとのことでした．抗がん剤の効果もあったと思いますが，通常それでも数ヵ月のことが多いですので，痛みのコントロールとともに，ご本人の徹底した食生活・生活習慣の改善も QOL の維持・予後延長につながったと考えております．

〈棚田〉

緩和のフローチャート

棚田大輔

嘔気・嘔吐

嘔気・嘔吐

下痢や胃部不快感

効果がないとき

▶ ひとこと MEMO

悪心・嘔吐に対する西洋薬としては末梢性・中枢性嘔吐に対するプリンペラン(メトクロプラミド),中枢性嘔吐に対するノバミン,前庭性嘔吐(体動で増悪する嘔吐)に対するトラベルミン(ジフェンヒドラミン)が使用されます.難治性の嘔気嘔吐にはジプレキサ(オランザピン)2.5 mg 眠前が使用されます.

★★★★☆

六君子湯 ㊸
りっくんしとう

胃炎などで胃腸の働きが低下した状態に使用する漢方薬です．

★★★★☆

半夏瀉心湯 ⓮
はんげしゃしんとう

半夏瀉心湯⓮は消化管の炎症をはじめ，下痢抑制効果を認めます．

★★★☆☆

小半夏加茯苓湯 ㉑
しょうはんげかぶくりょうとう

水のアンバランスによる悪心・嘔吐と考えます．妊娠悪阻や急性胃炎・慢性胃炎の悪心・嘔吐が適応となります．

▶ ひとこと MEMO

　六君子湯㊸は，胃の機能低下に対して胃を動かすことで悪心・嘔吐を改善する作用を持ちます．半夏瀉心湯⓮は，悪心嘔吐に対して，消化管全体の炎症を抑えることで効果を認める漢方薬で，口内炎や化学療法による下痢にも頻用されます．小半夏加茯苓湯㉑は，妊娠悪阻や妊娠悪阻様の症状に頻用されます．

食欲不振

> 食欲がない・
> 胃もたれ

> すぐ満腹になり
> 食後眠くなる

> 胸焼け・食欲はあるが
> 食べられない

▶ ひとこと MEMO

食欲不振にはガスモチンなどの消化管運動促進薬やドグマチールが使用されます．ジプレキサも食欲増進作用があり，嘔気が強く食欲不振の際には考慮される薬剤です．がん患者の食欲不振には，リンデロンやデカドロン 1～4 mg/日がよく使われます．しかし，食欲亢進の効果は通常数週間と短く，ステロイドの長期間使用は副作用に注意が必要です．

★★★★☆
六君子湯 ㊸

六君子湯㊸は，胃の働きを改善し，食欲不振を改善します．

★★★★☆
補中益気湯 ㊶

食欲不振，精神ストレス，抑うつなど急性疲労・慢性疲労にも幅広く使用されます．

★★★☆☆
茯苓飲 ㊾

幽門けいれんをおさめ胃の蠕動を改善します．

▶ ひとこと MEMO

食欲不振という症状1つにも使用する漢方薬の選択肢は複数あります．選択に迷いますが，上記の問診を取り入れると選択の一助になると思います．茯苓飲㊾でもう少し効かせたいというときには茯苓飲合半夏厚朴湯⑯という選択肢も有効な場合があります．

お腹のキリキリする痛み

ファーストチョイス

セカンドチョイス

▶ ひとこと MEMO

西洋薬ではキリキリする痛みといえばブスコパン（ブチルスコポラミン臭化物）を使用することが多く，多くはブスコパンで治まることが多いですが，それでも無効ならばボルタレン座薬（ジクロフェナク座薬），ペンタジン（ペンタゾシン），レペタン（ブプレノルフィン）などが使用されます．

★★★★☆
芍薬甘草湯 ❻❽

骨格筋，平滑筋のけいれんを止める作用を期待して使用します．すぐに止めたい場合は 2 包をお湯に溶かして服用します．基本的に屯用使用向き．

★★★☆☆
桂枝加芍薬湯 ❻⓪

桂枝湯❹❺の芍薬を増量した漢方薬で，芍薬は体を冷やす作用があるが桂枝や生姜が体を温め，長期服用が可能となっています．

▶ ひとこと MEMO

芍薬甘草湯❻❽と桂枝加芍薬湯❻⓪はいずれも芍薬と甘草の鎮痙・鎮痛作用が主ですが，芍薬甘草湯❻❽は急性の強いキリキリする腹痛に使用し，桂枝加芍薬湯❻⓪は比較的慢性で緩やかで波のあるキリキリする腹痛に使用します．桂枝加芍薬湯❻⓪はけいれん性の便秘や過敏性腸症候群のやや下痢が多い人に頻用される漢方薬でもあります．

お腹の鈍い痛み（内臓痛）

ファーストチョイス

効果がないとき

▶ ひとこと MEMO

　内臓痛に対してはNSAIDsやアセトアミノフェンがまずは使用されます．それでも無効な場合にはオピオイドがよく効きますので，まずは弱オピオイドであるトラマール（トラマドール）を使用し，無効ならフェントステープ（フェンタニル貼付剤）やオキシコンチン（オキシコドン）を使用することになります．

★★★☆☆

安中散 ❺

安中散❺は胃薬として多く使用されますが，軽度の内臓痛には，NSAIDs に併用するとよくなることがあります．

★★☆☆☆

柴胡桂枝湯 ❿

主に上腹部の炎症からくる内臓痛に使用すると効果を認めることもあります．

> ### ▶ ひとこと MEMO
>
> 　安中散❺は，冷えからくる胃などの消化管の痛みや，胆嚢・胆管・子宮・卵管・膀胱などのけいれん性の痛みに頻用されます．冷えからくる腸管ガスによる腹部膨満にも使用されます．柴胡桂枝湯❿は小柴胡湯❾と桂枝湯㊺を合わせた漢方薬で呼吸器炎症の回復期に使用されることの多い漢方薬ですが，上腹部の炎症性内臓痛にも使用されます．

> **コラム** がんの患者さんにみられる症状

　がんの患者さんは，身体的苦痛（痛み・倦怠感・呼吸困難・嘔気嘔吐など），精神的苦痛（不安・絶望・抑うつなど），社会的苦痛（仕事上の問題・経済上の問題・家庭内の問題など），スピリチュアルペイン（自律性の喪失・関係性の喪失・時間の喪失など）と分類されるさまざまな苦痛を感じています．これらを全人的な苦痛として捉えて対応するわけですが，これをすべて一人で対応するには限界があります．緩和領域では多職種でチーム医療としてこれら全人的苦痛の緩和に努めます．

　がんの患者さんは，がんそのものに起因する症状と，がん治療に起因する症状を抱えています．さらにがんと関係ない症状も存在します．

・・・・・・・・・・・・・・・・

①がんそのものに起因する症状

　がん性疼痛，嘔気・嘔吐，便秘，下痢，吃逆（しゃっくり），食欲不振，倦怠感，体力低下，呼吸困難，咳嗽，不安，抑うつ，睡眠障害，筋・筋膜性疼痛など．

②抗がん治療に起因する症状

　筋肉痛，関節痛，末梢神経障害（しびれ），嘔気・嘔吐，便秘，下痢，口内炎，食道炎，口腔内乾燥，食欲不振，倦怠感，体力低下，手足の冷感，こむら返り，免疫力低下など．

③がんと関係ない症状

　脊柱管狭窄症，変形性関節症，片頭痛，慢性腰痛症など．

〈棚田〉

浮腫傾向が強く 冷えで起こる下痢・腹痛

ファーストチョイス

真武湯 ㉚ ★★★☆☆

真武湯㉚は新陳代謝を徐々に回復させ,新陳代謝の低下に伴う冷えと浮腫からくる下痢腹痛を改善します.

▶ ひとこと MEMO

　もともと真武湯㉚は,新陳代謝が衰え,生気が乏しく,冷えが強く,冷えによる腹痛や下痢,むくみが強い傾向に適応があります(がんの患者さんにも多いですね).

　尿量も少なく,消化管・筋肉・皮下に水が溜まる浮腫性けいれん麻痺に使用されますので腹水貯留にも効果を認めることがあります.

オピオイドによる便秘・1

ファーストチョイス

効果がないとき

▶ ひとこと MEMO

オピオイド性の便秘に対する西洋薬としてはマグネシウム製剤などの緩下薬にセンノシドなどの刺激性便秘薬を併用することが多いですが，それでも効果不十分ならアミティーザ（ルビプロストン）が使用されます．純粋にオピオイド開始後から便秘になった場合にはスインプロイク（ナルデメジン）が効果的です．

★★★★★
通導散 ⑩⑤

中程度から高度の血行循環障害とそれによる炎症に対する漢方薬です．

★★★★☆
桃核承気湯 ㊿

頑固な便秘，肩こり，強いイライラに対して使用する漢方薬です．

> ▶ ひとこと MEMO
>
> 桃核承気湯㊿はやや強すぎることがあるので，がんの患者さんの便秘にはまずは通導散⑩⑤を使用し，効果がない時に桃核承気湯㊿を使用します．通導散⑩⑤は便秘薬としては中程度の効果ですが，がんの患者さんの便秘に対しては効果的なことが多いです．西洋薬がどれも効果のないときにも1度使用してみる価値のある漢方薬です．

オピオイドによる便秘・2

桃核承気湯(61)が強すぎた

体の潤い不足

▶ ひとことMEMO

潤腸湯(51)は分泌型の便秘薬アミティーザと類似の機序で排便を促進することがわかっています．名前の通り腸を潤して便秘を改善する方剤として古くから用いられており，特に高齢者や兎糞状便（小さくて硬い便）に有効であることが知られています．現代に発売されたアミティーザと古からの潤腸湯(51)の作用機序が類似するというのも興味深いものです．

★★★☆☆

治打撲一方(ぢだぼくいっぽう) (89)

患部の血行をよくするとともに腫れや痛みを改善する漢方薬ですが，あまり体質にとらわれず用いられます．

★★★☆☆

潤腸湯(じゅんちょうとう) (51) or 麻子仁丸(ましにんがん) (126)

ともに高齢者の弛緩性便秘に使用する漢方薬ですが，体力低下の場合には麻子仁丸(126)の方が有効といわれています．

▶ ひとこと MEMO

下剤としての強さは，桃核承気湯(61)＞通導散(105)＞治打撲一方(89)というところですので，通導散(105)で効果が強すぎるときにはマイルドな下剤としても作用する治打撲一方(89)を使用するとよい印象です．高齢者で潤いが足りない時は潤腸湯(51)や麻子仁丸(126)を使用または併用するとより良い効果が得られます．

腹水

**漏出性腹水
（門脈閉塞など）**

**滲出性腹水
（がん性腹膜炎など）**

効果がないとき

▶ ひとこと MEMO

腹水貯留には輸液を1日に1,000 mL以下に抑え，ラシックス（フロセミド）やアルダクトン（スピノロラクトン）やサムスカ（トルバプタン）などの利尿薬が投与されます．腹水濾過濃縮再静注法（Cell-free and Concentrated Ascites Reinfusion Therapy：CART）が施行されることもあります．それでもコントロールに難渋するケースが多いです．

★★★★☆
五苓散 ❶⓻

水のアンバランスを補正する代表的な漢方薬.

★★★★☆
柴苓湯 ⓫⓭

抗炎症効果のある小柴胡湯❾＋五苓散❶⓻の生薬構成で，水のアンバランスに炎症を伴った病態に用いられる漢方薬.

★★★★☆
柴苓湯 ⓫⓭ ＋越婢加朮湯 ㉘

越婢加朮湯㉘は効果発現が非常に早い漢方薬で，通常3日以内に何らかの効果を実感されることが多いです.

▶ ひとこと MEMO

　五苓散❶⓻は構成生薬がそれぞれ組織間や胃腸内の水を血中に吸収し，血中の水分を腎臓で尿として排出します．さらに腎血流をよくして利尿を助ける生薬まで含まれている，非常によくできた生薬構成の代表的利水剤です．柴苓湯⓫⓭は主に腎と消化器の炎症や水分代謝異常に対して用いられる漢方薬です．つまり炎症を伴う浮腫に最適の漢方薬です．

神経障害性疼痛

> ファーストチョイス

> 胃が弱い・
> 不安が強い

▶ ひとこと MEMO

　神経障害性疼痛は障害されている支配神経領域に異常な感覚過敏が見られます．痛みの特徴としては，「灼熱痛」「電撃痛」「ピリピリする痛み」「ズキズキするような痛み」などと表現されます．癌性疼痛で難治性のものには神経障害性疼痛の要素が含まれております．その割合は全癌性疼痛の約36%と言われており，鎮痛補助薬の併用が必要となります．

★★★★★
抑肝散 ㊴

不眠やイライラも改善して喜ばれます．抑肝散㊴に芍薬甘草湯㉘を併用すると効果が高まる場合もあります．

★★★★☆
抑肝散加陳皮半夏 ㊻

抑肝散㊴＋陳皮＋半夏で胃に優しいことと，抗不安作用も少し加わります．

▶ ひとこと MEMO

　当院でオピオイド・鎮痛補助薬を併用して効果不十分であった，神経障害性疼痛を伴うがん性疼痛患者 36 例に対して抑肝散㊴を追加投与し，25/36（69.4％）が症状軽減を認めました．抑肝散㊴は睡眠状態の改善，易怒性・せん妄に対しても良好な併用効果を認め，西洋薬にプラスして喜ばれる漢方薬の 1 つです．

カルボプラチン・パクリタキセルによる筋肉痛

ファーストチョイス

効果がないとき

▶ ひとこと MEMO

　カルボプラチン・パクリタキセル療法による筋肉痛は投与翌日から腕・肩・背中・腰などの筋肉や関節の痛みが出現し，大抵は一過性で1週間以内に消失することがほとんどです．症状が強い場合には温めたり，マッサージで対応しますがNSAIDsなどの鎮痛薬を使用することもあります．

★★★★☆
芍薬甘草湯 ❻❽
(できるだけ予防投与で)

急激におこる筋肉のけいれんを伴う痛みに対する漢方薬ですので使用しやすいですね．

★★★☆☆
麻杏薏甘湯 ❼❽

保険適用が関節痛・神経痛・筋肉痛ですので化学療法の筋肉痛にも使用しやすいですね．

▶ ひとこと MEMO

症状は一過性のことが多いので芍薬甘草湯❻❽を投与日の朝より1週間服用します．芍薬甘草湯❻❽で症状が抑えられない場合は，次回の投与時より麻杏薏甘湯❼❽に変更します．1週間以上遷延する痛みに対しても麻杏薏甘湯❼❽に変更すると症状が軽減することがあります．

化学療法による末梢神経障害

ファーストチョイス

上記の効果を上げたい

効果がないとき

▶ ひとこと MEMO

化学療法による末梢神経障害に対して西洋薬として効果を認めることがある薬剤はサインバルタ（デュロキセチン）＞リリカ（プレガバリン）といったところです．しかし発症から経過が長い症例や，神経毒性化学療法薬の蓄積の多い症例では効果が弱まり困るケースもあります．

★★★★☆
➡ 牛車腎気丸 107

単独では効果が得られにくいこともあります．

★★★★☆
➡ 牛車腎気丸 107 ＋附子末

附子末を 1.5 g 分 3 から漸増（2 週間から 4 週間ごとに 1.5 g ずつ）します．附子末は生薬のオーダーになりますので g 単位で処方箋に記載します．

★★★☆☆
➡ 牛車腎気丸 107 ＋抑肝散 54

神経障害性疼痛と考え抑肝散54を使用または併用します．

▶ ひとこと MEMO

　一度出てしまった末梢神経障害は改善しにくいため，牛車腎気丸107の予防的投与が推奨されます．抗がん剤投与 1 週間位前から毎食前 1 包の内服が望ましく，化学療法日は化学療法薬投与前に 2 包，投与後 1 包内服し，化学療法期間は毎食前 1 包で継続します．症状が出現してしまってからでも 3 割程度には効果を認める印象です．

> **コラム** 漢方薬とエビデンス

　漢方薬が医師の間で市民権を得て，何かしらの漢方薬を処方したことがある医師が過半数になってきている現状でも，以前よりは少なくなったとはいえ，「漢方薬はエビデンスがない」「臨床試験を行っていない薬は信用できない」などと漢方薬を好ましく思わない医師がまだおられることも事実です．そんな医師に対しては，大建中湯❿，六君子湯❸，抑肝散❺，五苓散⓱をはじめとして，西洋医学的側面からの研究が進んできており，「最近では漢方薬にもこんな論文が出ていて結構エビデンスも構築されてきているのですよ」と西洋医学的側面からの漢方薬の解釈を説明してみると結構納得してくれることが多くなりました．生薬1つを取っても多成分系でさらに漢方薬ともなると複数の生薬で構成されており，西洋薬のような単一成分主体のものと比べて，薬物動態の解析や作用機序の解明は複雑なものです．この生薬のこの成分がこのような作用を示したという報告自体は漢方薬全体の作用を表したものではないとしても，作用の一端を理解し，漢方薬の作用を説明しやすくなり非常に助かっています．今後もますます西洋医学的側面からの研究が進んでいくことを願います．

（棚田）

分子標的薬の副作用

皮膚障害

温清飲 ㊼ ★★★★☆

皮膚の炎症・血の巡りの悪さによるどす黒い肌，カサカサの皮膚症状に対して使用する漢方薬です．見るからに汚い病変が対象になります．

▶ ひとこと MEMO

貧血っぽい人向けの四物湯㋛（地黄＋当帰＋芍薬＋川芎）と清熱・抗炎症作用のある黄連解毒湯⓯（黄連＋黄芩＋黄柏＋山梔子）の合剤といった生薬構成になっています．同じ四物湯㋛が入って褥瘡治療にも頻用される十全大補湯㊽では清熱作用がないので温清飲㊼のほうが効果を示します．

化学療法による口内炎

> ファーストチョイス

> セカンドチョイス

▶ ひとこと MEMO

化学療法によって口内炎が起こることがあります．抗がん剤の投与後，およそ5日目から10日目ころに口内炎が発生しやすく，同時期に骨髄抑制が重なると口内炎が感染しやすくなります．痛みが強い時は炎症性の痛みですのでNSAIDsの内服や含嗽ハチアズレ（抗炎症・鎮痛・組織再生促進）などを使用します．

★★★★★
半夏瀉心湯 ⑭
半夏瀉心湯⑭は口内炎のファーストチョイスです．

★★★★★
黄連解毒湯 ⑮
胃や口腔粘膜の激しい炎症，血管透過性亢進といった病態に使用される漢方薬です．

▶ ひとこと MEMO

味と刺激で内服困難な時は，蜂蜜を加えると味の緩和と抗炎症・粘膜保護作用も期待できるのでオススメです．とろみが刺激を和らげます．これらの方法が困難なケースでは，半夏瀉心湯⑭3包を水100 mLに溶かして丸型の製氷機に流し込み蜂蜜を適量表面に垂らし凍らせ，ゆっくり口の中で溶かしながら炎症を氷で冷やします．

放射線性食道炎・咽頭炎

ファーストチョイス

咽頭痛

痛み・熱感

▶ ひとこと MEMO

放射線性食道炎は,治療開始から2〜3週間程度で発症し,抗癌剤を併用していると放射線食道炎のリスクは上昇すると言われています.食道に照射される線量が28Gyを超えると食道炎が有意に多くなる傾向が見られます.食事の工夫,粘膜保護剤であるアルクレイン(アルギン酸ナトリウム)の使用,症状が激しい場合は経管栄養が使用されることもあります.

★★★★★
半夏瀉心湯 ⓮

半夏瀉心湯⓮は食道炎・咽頭炎のファーストチョイスです.

★★★★☆
桔梗湯 ⓲

痰排膿作用・咽頭止痛作用があり，咽頭痛に対するファーストチョイスです.

★★★☆☆
黄連解毒湯 ⓯

消化管の激しい炎症や出血に使用される漢方薬です.

▶ ひとこと MEMO

上記の漢方薬はいずれもお湯で溶かして冷めたところを口に含みうがいして飲み込むと，直接作用と内服での作用が期待できます．十全大補湯㊽を併用すると組織の修復が早まります．発症してからでもある程度効果を認めますが，予防的に半夏瀉心湯⓮と十全大補湯㊽を内服していると症状が強く出ずにすむケースが多くみられます．

放射線性皮膚炎

ファーストチョイス

紫雲膏 ⑤⓵ ★★★☆☆

保険適応漢方薬として認められている唯一の塗り薬です.
西洋薬ではアズノール軟膏やステロイド軟膏が使用されますが効果がない時は紫雲膏⑤⓵に変更するとよいでしょう.
通常 1 週間前後で効果を認めることが多いです.

▶ ひとこと MEMO

紫雲膏⑤⓵は褥瘡,痔瘻,帯状疱疹・帯状疱疹後神経痛,放射線性皮膚炎,火傷など,幅広く使用できますが,紫根と豚脂の色と匂いがやや難点です.治療開始後すぐに(できれば治療直前から)開始するほうが有効であるとの報告もあります.十全大補湯㊽を併用すると組織の修復が早まります.

化学療法による下痢

ファーストチョイス

半夏瀉心湯 ⑭ ★★★★★

2〜3日前からの予防投与が推奨されます．早期下痢が発症してから投与しても効果が期待できます．半夏瀉心湯⑭はイリノテカンの抗腫瘍効果に影響しないことが確認されています．

▶ ひとこと MEMO

　西洋薬としては，早発性の下痢には抗コリン薬，遅発性の下痢にはタンナルビンなどの収斂薬，症状が激しければロペミンの屯用を使用します．イリノテカンの下痢では腸管粘膜障害も激しく，半夏瀉心湯⑭の腸管炎症を抑える作用が必要となります．下痢が強い時は1日4〜5回の内服が必要なこともあります．

> **コラム** 西洋薬と漢方薬の併用で QOL を保つ

　頭頸部痛（歯肉癌癌性疼痛）の 60 歳代後半の女性．歯肉癌に対して手術療法・術後放射線療法施行されたが再発し，頸部の突っ張り感・締め付け感がともに強くなり，右上肢のしびれも出現しました．今後は痛みのコントロールのみ希望されるとのことで当科紹介受診されました．頸部絞扼感を伴うしびれ痛みが強くうつむき加減に話して声も小さい状態でした．カロナール定時内服，ロキソニン屯用使用されていました．サインバルタの開始で疼痛が軽減し処方を継続していました．4ヵ月後に倦怠感出現したため補中益気湯❹❶を開始し，1ヵ月後には外出可能になりましたが，その頃から夜間に胸苦しさを感じるようになり加味逍遙散❷❹の併用を開始しました．さらに 1ヵ月後，症状が軽減し「3 km くらいは歩けるようになりました．そろそろ遠出もしてみようかな」というくらいに ADL が上昇してきました．初診 1 年半後，痛みは落ち着いたものの倦怠感の増悪を認めたため，補中益気湯❹❶を十全大補湯❹❽に変更し，倦怠感も軽減しました．初診 2 年 4ヵ月後，頸部の腫脹圧迫感が強くなったため加味逍遙散❷❹を柴苓湯⓬❹に変更し，1ヵ月後，「頸部痛も治り，頭痛もなくなりました，九州に旅行に行ってきました」と症状は軽減傾向にあります．その後はサインバルタ，十全大補湯❹❽，柴苓湯⓬❹，ロキソニン屯用で落ち着いており，初診後 3 年以上を経過していますが，現在は山登りや旅行を楽しまれています．西洋薬と漢方薬の併用が症状のコントロールに役立ち，原病の進行は認めるものの患者さんの QOL 向上につながっています．　　　（棚田）

ゾレドロン酸投与時の発熱・痛み

ゾレドロン酸投与時の発熱・痛み（筋肉痛・関節痛）

麻黄湯 ㉗ ★★★☆☆

熱発して筋肉痛・関節痛というインフルエンザ様の症状には麻黄湯㉗が効果的です．

▶ ひとこと MEMO

麻黄湯㉗は感染症の初期に処方し，発汗させて治療する漢方薬です．小児の熱発の第一選択薬としても有名な漢方薬です．ゾレドロン酸投与時の症状はインフルエンザに類似するため効果を認めます．麻黄湯㉗の主薬である麻黄は発汗作用とともに鎮痛作用もある生薬として知られています．

骨転移痛

ファーストチョイス

通導散 ⓐ で下痢になる

通導散 ⓐ，治打撲一方 ⓑ で効果が弱い

▶ ひとこと MEMO

骨転移痛には SNRI 作用を有するトラマール（トラマドール）やトラムセット（トラマドール・アセトアミノフェン配合錠）などのトラマドール製剤・タペンタ（タペンタドール）・オキシコンチン（オキシコドン）や NMDA 受容体拮抗作用をもつメサペイン（メサドン）などのオピオイドが効果を認めやすいです．

★★★☆☆
▶ 通導散 ⑩⑤
オピオイド系鎮痛薬に通導散⑩⑤をプラスすると有効なこともあります．
打撲などの外傷契機の腫脹・痛みに有効な漢方薬です．

★☆☆☆☆
▶ 治打撲一方 ㊻
手術や外傷を契機とする血行循環障害による痛み，椎間関節障害による症状に用いられます．体質に関係なく処方できます．

▶ 通導散 ⑩⑤ or 治打撲一方 ㊻ + 抑肝散 ㊴
神経障害性疼痛の要素があるので抑肝散㊴を併用します．

▶ ひとこと MEMO

骨転移痛は骨膜の痛みだけではなく，海綿骨の微小骨折，骨内の神経が侵される神経障害性疼痛の要素が複雑に絡みあう病態です．微小骨折を外傷と捉えると通導散⑩⑤，治打撲一方㊻が，骨内の神経障害性疼痛に対しては抑肝散㊴が有効と考えられます．

リンパ浮腫

ファーストチョイス

炎症を伴う

熱感を伴う

▶ ひとこと MEMO

　リンパ浮腫は手術におけるリンパ節切除や放射線治療によりリンパ液の流れが停滞することから起こります．治療法として，用手的リンパドレナージ，弾性着衣や弾性包帯による圧迫療法，圧迫下での運動を組み合わせた「複合的治療」が推奨されています．

★★★★★
五苓散 ❶⓻

浮腫は水のアンバランスと考え,利水剤の五苓散❶⓻を使用します.

★★★★★
柴苓湯 ⑭

柴苓湯⑭は小柴胡湯❾+五苓散❶⓻の生薬構成となっており,炎症を伴う浮腫に最適な漢方薬です.

★★★★★
柴苓湯 ⑭ + 越婢加朮湯 ㉘

熱感とむくみがあれば冷ます働きをもつ利水剤の越婢加朮湯㉘が有効です.

▶ ひとこと MEMO

軽度の浮腫であれば五苓散❶⓻で効果を認めます.中程度以上であれば柴苓湯⑭を使用し,熱感を伴う場合には越婢加朮湯㉘を併用します.越婢加朮湯㉘は滲出性炎症を伴った浮腫(炎症性のむくみ)に用いられます.これらの作用により,変形性膝関節炎や関節リウマチの関節浮腫,痛みにも用いられます.

脳浮腫

ファーストチョイス

炎症性脳浮腫（髄膜炎など）

▶ ひとこと MEMO

　脳腫瘍や脳腫瘍に対する放射線治療に伴う脳浮腫に対しては，マンニトールやグリセオールなどの浸透圧利尿薬，デカドロンやリンデロンなどのステロイドが使用されます．これらを使用しても浮腫が軽減しないことも多く，内服が可能な場合は上記の漢方薬を併用します．

★★★★☆

→ **五苓散 ⑰**

脳浮腫も水のアンバランスと考え,利水剤の五苓散⑰を使用します.

★★★★☆

→ **柴苓湯 ⑭**

髄膜炎や放射線治療時の脳浮腫は炎症を伴っているので炎症性浮腫に対する柴苓湯⑭を使用します.

▶ ひとこと MEMO

　五苓散⑰は脳神経外科領域でも慢性硬膜外血腫に対して使用されている漢方薬です.五苓散⑰はあらゆる浮腫に用いられますが,上半身の浮腫に効果を認める傾向で胸水や腹水にはやや効果が弱い印象です.髄膜炎など炎症を伴う場合は抗炎症作用も有する柴苓湯⑭を使用します.

> **コラム** セルフメディケーション漢方

　自分で実際に服用して効果を確認してみるとより漢方薬への理解が深まりやすいと思います．私のセルフメディケーション漢方薬を少し紹介します．

・・・・・・・・・・・・・・・・

抑肝散❺❹

　私は人前で話をするときに緊張するので，講演の1時間位前にいつも抑肝散❺❹を2包内服しています．仕事やその他でイライラしたり気持ちの高ぶりで眠れなさそうなときにも2包内服します．

五苓散❶❼＋黄連解毒湯❶❺

　これは細野診療所の中田敬吾先生に教えていただいた処方です．五苓散❶❼＋黄連解毒湯❶❺で赴宴散という漢方薬になり，二日酔い防止として使用しています．飲酒で顔がむくんだり，血管内脱水や口渇・頭痛・嘔気が出ますがそれに対しては水のアンバランスを補正する五苓散❶❼が，アルコールによる胃壁の炎症やほてりに対しては清熱剤である黄連解毒湯❶❺が奏功します．

芍薬甘草湯❻❹＋防已黄耆湯❷⓪＋治打撲一方❽❾

　これはバスケットボールをするときに服用しています．足のけいれん予防に芍薬甘草湯❻❹，膝に水が溜まらないように防已黄耆湯❷⓪，コンタクトスポーツでの打撲・内出血を早く治すために治打撲一方❽❾といった感じで活用しています．

　これらは一部ですが，皆様もご自身の症状に漢方薬を使用してみてはいかがでしょうか？

（棚田）

オピオイドや鎮痛補助薬による眠気

ファーストチョイス

葛根湯 ❶ ★★★☆☆

屯用または朝昼2回の内服とします．夜も服用してしまうと不眠になることもあるので避けましょう．

▶ ひとこと MEMO

麻黄含有漢方薬には交感神経刺激作用があります．葛根湯❶にも麻黄が含まれており，交感神経刺激作用があり，眠気が軽減します．痛みのあるがんの患者さんは僧帽筋や頸部の張り凝り痛みがある場合が多く，葛根湯❶はこれらも和らげるため喜ばれます．

吃逆・1

ファーストチョイス

効果がないとき

▶ ひとこと MEMO

吃逆の西洋薬としてはコントミン（クロルプロマジン），セレネース（ハロペリドール），リボトリール（クロナゼパム），リオレサール（バクロフェン），リリカ（プレガバリン），デパケン（バルプロ酸）などが使用されることが多いですが，いずれも眠気をきたしやすいことと，コントミン以外は適応外使用になることが難点です．市販薬で柿蒂湯（してぃとう）も効果があります．

★★★★★
芍薬甘草湯 ❻⑧

吃逆は横隔膜という筋組織のけいれんですので，筋緊張を緩める芍薬甘草湯❻⑧を用います．

★★★★☆
芍薬甘草湯 ❻⑧
＋半夏瀉心湯 ⓮

食道や胃の炎症を抑えて横隔膜への刺激を減らすために半夏瀉心湯⓮を併用します．

▶ ひとこと MEMO

芍薬甘草湯❻⑧は末梢での筋緊張を和らげる作用と中枢（痛覚中枢や脊髄反射弓）からの興奮抑制作用が示唆されており，即効性があります．甘草による偽性アルドステロン症の副作用があるので漫然と使用せず，効果を認めなければ中止，屯用使用にとどめます．抑肝散❺④は横隔膜や縦隔への腫瘍などの浸潤のあるケースに有効なことがあります．

吃逆・2

> 胃部が
> 冷えているとき

> 食道がん

> 肺がんや
> 悪性胸膜中皮腫

▶ ひとこと MEMO

　吃逆は横隔膜・肋間筋・前斜角筋などの呼吸筋のけいれんからくる現象で，吃逆の原因としては心因性・器質性・特発性があり，器質性はさらに中枢神経性・末梢神経性・薬剤性・感染性・代謝性に分けられます．

★★★☆☆

呉茱萸湯 (31)

胃部の冷えによる吃逆には呉茱萸湯(31)です．

★★★☆☆

茯苓飲 (69) or 茯苓飲合半夏厚朴湯 (116)

食道に原因がありそうなら茯苓飲(69)を使用します．茯苓飲(69)は唯一食道に作用する漢方薬で，効果が不十分なら茯苓飲合半夏厚朴湯(116)を使用します．

★★★☆☆

抑肝散 (54)

横隔膜や縦隔に原因がありそうなら横隔膜や縦隔の緊張を緩める抑肝散(54)を用います．

▶ ひとことMEMO

がんの患者さんでは，中枢神経性のものとしては脳腫瘍・水頭症・髄膜炎，末梢神経性のものとしては胃がん・胃炎・胃食道逆流症・肺腫瘍・胸水・腫瘍の横隔膜浸潤，薬剤性のものとしては抗がん剤・ステロイドなどが原因として多いです．いずれにしろ，がんに伴う吃逆は長期化すると体力の消耗につながってしまうので早期に抑えたい症状の１つです．

肺がんによる咳嗽・呼吸困難

ファーストチョイス

セカンドチョイス

▶ ひとこと MEMO

吃逆の治療にはメジコン（デキストロメトルファン）やコデイン製剤が頻用されますが，メジコンは軽度の症状用で強い症状には向きません．コデイン製剤は強い症状にも効果を認めることが多いですが，副作用で便秘傾向となるため内服を嫌がる患者さんもいます．そんな際にも麦門冬湯㉙は重宝します．

★★★★★
麦門冬湯㉙

麦門冬湯㉙で肺を潤し症状を緩和します．まずは1回1包頓用で本人が有効性を確認できれば定時投与として1日3回服用を勧めます．

★★★★☆
麦門冬湯㉙
＋人参養栄湯108

　麦門冬湯㉙の肺を潤す効果に，呼吸器症状を伴う体力低下に使用する人参養栄湯108を加えると効果を認めることがあります．

▶ ひとこと MEMO

　麦門冬湯㉙は乾性咳嗽のファーストチョイスで，気道が乾燥して痰がへばりついているのを必死で喀出しようとする激しい咳が特徴です．気道の慈潤作用が強いので，乾性咳嗽のほか，口腔内乾燥，乾燥からくる嗄声などにも用いられます．麦門冬湯㉙は痰が多い場合は痰がますます多くなり，気道炎症が強い場合も抗炎症作用が弱いので用いません．

誤嚥性肺炎の予防

ファーストチョイス

半夏厚朴湯 ⓰ ★★★★★
はんげこうぼくとう

喉の閉塞感に頻用される漢方薬で，嚥下反射・咳反射を改善します．

▶ ひとこと MEMO

半夏厚朴湯⓰は咽喉部の異常感覚を伴う炎症や精神的な抑うつ状態に使用されることの多い漢方薬です．誤嚥性肺炎の予防には，嘔吐・吃逆・胃や食道の過緊張・攣縮による症状への効果を期待して使用します．抑うつ状態に対する効果が嚥下機能の改善に寄与することも考えられます．

悪夢

ファーストチョイス

桂枝加竜骨牡蛎湯 ㉖ ★★★☆☆

西洋薬ではリボトリール(クロナゼパム)が頻用されますが,日中の眠気が問題になることがあります.桂枝加竜骨牡蛎湯㉖は眠気が出なくてよいです.

▶ ひとこと MEMO

桂枝加竜骨牡蛎湯㉖は,体表を温める作用のある桂枝湯㊺に精神安定作用・動悸鎮静作用のある竜骨・牡蛎を配合した漢方薬で,神経過敏から神経衰弱で自信喪失している人で,悪夢や勃起障害などで困っているときに用います.がんの患者さんにも多いですね.

せん妄

ファーストチョイス

効果がないとき

▶ ひとこと MEMO

　せん妄は内服可能ならリスパダールやジプレキサ（オランザピン）の屯用または定時内服が使用され，内服不可ならセレネースの投与が選択されます．せん妄は夕方や夜間に増悪を認める傾向があるため，抑肝散㊴や柴胡加竜骨牡蛎湯⓬は夕と眠前に内服してもらいます．

★★★★★
抑肝散 ㊵

不眠・イライラに頻用する漢方薬で，せん妄・せん妄予防にもまず使用します．

★★★★☆
柴胡加竜骨牡蛎湯 ⑫

抑肝散㊵より症状の強い場合にも効果を認めることがあります．

> ▶ ひとこと MEMO

抑肝散㊵は旧来から小児夜泣き・小児疳症に対して使用されていた漢方薬で，近年では認知症の周辺症状の改善に頻用されています．柴胡加竜骨牡蛎湯⑫は抑肝散㊵と同様に向精神作用のある柴胡を含む漢方薬で，ストレスで胸が騒ぐ，ちょっとしたことで驚くなど精神興奮が前面に出る，血管系の炎症・血圧上昇を認める場合に使用します．

不眠

ファーストチョイス

色々考えてしまって眠れない

▶ ひとこと MEMO

　不眠には，せん妄予防作用のあるベルソムラをベースにマイスリーやブロチゾラムなどのベンゾジアゼピン系薬剤を，屯用または定時内服で併用します．不安の強い人にはセニランの有効率が高いです．四環系抗うつ薬のテトラミドも軽度の鎮痛効果も期待して痛みのある人の不眠に併用すると効果的なことが多いです．持ち越す人もいるので夕食後の内服に．

★★★★★
抑肝散 ㊹

各種睡眠導入剤と比べて日中の眠気・ふらつきが出にくいので安心して使用できます．
眠前 1 包，または夕・眠前各 1 包で服用します．

★★★☆☆
加味帰脾湯 ⓵③⑦

虚弱で考えすぎの人に対して使用することの多い漢方薬です．
眠前 1 包，または夕・眠前各 1 包で服用します．

▶ ひとこと MEMO

がんでは痛みがある場合も多く，抑肝散㊹がイライラ・不眠に対する作用と鎮痛作用との相乗効果でよく効きます．色々考えてしまって眠れない人には加味帰脾湯⓵③⑦がよいようです．抑肝散㊹も加味帰脾湯⓵③⑦も夕・眠前の服用がよいでしょう．効果がもうひとつのときは，桂枝茯苓丸㉕を眠前に 1 包併用してみましょう．

味覚障害

ファーストチョイス

口腔内の乾燥

赤ら顔

▶ ひとこと MEMO

化学療法による味覚障害では「何を食べても砂を噛んでいるようだ」と言われることが多く,食欲低下につながっています.亜鉛を測定し,低値なら亜鉛の補正をします.味覚障害を神経障害と捉えると,サインバルタ(デュロキセチン)が効果を認めることもあります.リリカやトリプタノールはあまり効果が期待できない印象です.

★★★★☆
牛車腎気丸 107

冷えを伴う味覚障害（味覚神経の神経障害）には牛車腎気丸❼が効果を認めます．

★★★★☆
麦門冬湯 29

乾燥からくる味覚障害なら麦門冬湯㉙が効果的です．

★★★☆☆
加味逍遙散 24

赤ら顔の人には加味逍遙散㉔がよく効きます．

▶ ひとこと MEMO

味覚障害を末梢神経障害と捉えると牛車腎気丸⑩が使用されます．加齢に伴う諸症状として捉えると牛車腎気丸⑩と八味地黄丸❼（冷えとむくみが少ない人に）が使用されます．口腔内乾燥が原因の味覚障害なら慈潤作用のある麦門冬湯㉙が効果的で，乾燥も軽減して喜ばれます．赤ら顔の人には冷ます作用もある加味逍遙散㉔がよく効きます．

> **コラム**　痛みの悪循環

　急性の痛みなど一般的な痛みは，生体の防御シグナルの役割をしており，体温・呼吸・脈拍・血圧に加えて第五のバイタルサインとも言われております．痛みは，交感神経の緊張と運動神経を興奮させ，血管の収縮や筋肉の緊張を起こし，その結果として血行が悪くなり，組織の酸素欠乏により痛みを引き起こす物質の発生につながります．通常では，交感神経の反応はすぐにおさまり，血行が改善されて，痛みが鎮まりますが，痛みが長引くと血行不良が続き，痛みを起こす物質が多く発生するようになります．この痛みを起こす物質自体が血管を収縮させるため，さらに血行が悪化してさらに痛みを起こす物質が発生するといういわゆる「痛みの悪循環」を引き起こしてしまいます．鎮痛薬や神経ブロックにより早期にこの痛みの悪循環を断ち切ることが痛みの慢性化や増悪を軽減する一助になります．火事も同じ火元でもボヤのうちにはすぐ消せますが延焼してしまうと消火が難しくなるのと同じようなイメージです．

　この痛みの悪循環は，慢性疼痛についてよく言われますが，がん性疼痛も痛みが長く続くと慢性疼痛の要素が強くなり，この痛みの悪循環の影響が出てきます．

〔棚田〕

唾液腺障害

ファーストチョイス

麦門冬湯 ㉙ ＋補中益気湯 ㊶ ★★★★☆

口渇が強い場合には五苓散 ⑰ を併用します．
放射線や化学療法による唾液腺障害に対しては人工唾液を処方されたり，こまめな水分補給や飴で乾燥を防止しますが，いずれも症状が強い場合には効果は限定的ですので漢方薬を併用します．

▶ ひとこと MEMO

麦門冬湯㉙は口腔内や気道を潤す漢方薬で，麦門冬，甘草，人参，大棗，粳米が配合されています．気力体力を補う漢方薬である補中益気湯㊶と合わせて使用するとより効果が高まります．唾液腺障害では口渇症状が強い場合も多く，その際には五苓散⑰を併用するとさらに症状が軽減することもあります（口渇は五苓散⑰の選択のキーワード）．

出血性膀胱炎

ファーストチョイス

効果がないとき

▶ ひとこと MEMO

猪苓湯❹は利水作用を持ち，膀胱炎に頻用される漢方薬です．五苓散⓱との違いは，阿膠・滑石が配合されていることで，純粋な利水剤である五苓散⓱と違い，滑石による清熱作用と阿膠による止血作用が加わっています．これにより出血性膀胱炎に効果を認めることもあります．

★★★☆☆

猪苓湯 ㊵

膀胱炎に頻用される漢方薬で，膀胱炎症状には 3 日程度で効果が出始めます．
アデノウイルス性出血性膀胱炎の痛みに対しては西洋薬の鎮痛薬との併用が必要です．猪苓湯㊵併用で症状の軽減が早まります．

★★★☆☆

芎帰膠艾湯 (77)

より出血傾向が強い際に効果を認めることがあります．
止血作用の強い漢方薬で，効果を認めるときは 3 日程度で効果が出始めます．

▶ ひとこと MEMO

芎帰膠艾湯(77)は血尿・血便・性器出血・痔出血など幅広い出血に応用できます．動脈性の出血の場合には黄連解毒湯⑮を用います．慢性化した出血には芎帰膠艾湯(77)＋黄連解毒湯⑮または温清飲(57)（四物湯(71)＋黄連解毒湯⑮）の形で使用します．

倦怠感・免疫力強化

ファーストチョイス

貧血傾向

息切れ

▶ ひとこと MEMO

補中益気湯㊶は別名「医王湯」とも呼ばれ,胃腸の動きを整えて元気を補う漢方薬で,慢性疲労にも急性疲労にも使えます.抗精神作用のある柴胡が含まれているため,精神ストレスの多い人に使用します(がんの患者さんに多いですね).疲労・倦怠感で迷ったらまず補中益気湯㊶です.

★★★★★
補中益気湯 ㊶
精神的ストレス・抑うつ・食欲低下にも使用されます．

★★★★☆
十全大補湯 ㊽
補中益気湯㊶より気力低下に加えて体力低下と貧血傾向がみられると十全大補湯㊽を使用します．

★★★★☆
人参養栄湯 ⑱
十全大補湯㊽より更に体力低下，息切れや呼吸困難などの呼吸器症状が見られるときに使用します．

▶ ひとこと MEMO

　十全大補湯㊽は補中益気湯㊶より倦怠感や消耗が進み，皮膚乾燥・筋肉・骨が枯れて痩せた人に使用されます．貧血傾向を伴う体力低下には十全大補湯㊽を用います．人参養栄湯⑱は十全大補湯㊽-川芎+五味子+遠志+陳皮で構成されており，十全大補湯㊽より症状が進み，呼吸器症状が加わった場合に用いる漢方薬となります．

サルコペニア

ファーストチョイス

牛車腎気丸 107 ★★★★☆

牛車腎気丸107は生命力の低下（腎虚）からくる主に腰から下の冷え痛みに使用することが多い漢方薬です．

▶ ひとこと MEMO

サルコペニアとは加齢に伴う筋力の低下および筋肉量の減少のことで，有効な手段は今のところ筋力トレーニングのみといわれています．がんの患者さんでも手術などの治療，疼痛や倦怠感などが原因で寝たきり状態になりやすく，サルコペニアに近い病態が進行しやすくなります．加齢に伴う症状ということで牛車腎気丸107が効果を認めます．

筋・筋膜性疼痛

ファーストチョイス

芍薬甘草湯 ❻❽ ★★★★★

芍薬甘草湯❻❽は筋緊張を緩和することで疼痛緩和作用を示します.

▶ ひとこと MEMO

　筋・筋膜性疼痛はがんの患者さんの17％,難治性がんの患者さんの62％に並存するともいわれています.リハビリテーション,トリガーポイント注射,NSAIDs,アセトアミノフェン,鎮痛補助薬などが有効とされています.漢方薬では筋・筋膜性疼痛には芍薬甘草湯❻❽が著効します.

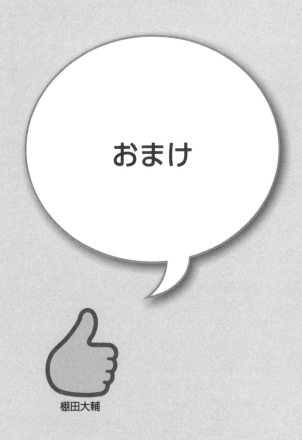

頻用 10 処方

芍薬甘草湯 68	こむら返り，急性腰痛症（ぎっくり腰），胃けいれん，筋肉痛，化学療法性末梢神経障害
牛車腎気丸 107	坐骨神経痛，下肢の痺れ，慢性腰痛症，下肢痛，糖尿病性神経障害，化学療法性末梢神経障害
八味地黄丸 7	坐骨神経痛，慢性腰痛症
桂枝加朮附湯 18	関節リウマチ，頸椎症，上肢神経痛，五十肩，三叉神経痛，肋間神経痛，帯状疱疹後神経痛
当帰四逆加呉茱萸生姜湯 38	冷えを伴う腰下肢痛，四肢の冷え痛み，レイノー症状，月経困難症
加味逍遙散 24	月経困難症，筋緊張性頭痛，心因性舌痛症，顎関節症，肢端紅痛症
呉茱萸湯 31	慢性頭痛（片頭痛）
五苓散 17	慢性頭痛，三叉神経痛，硬膜穿刺後頭痛
防已黄耆湯 20	変形性膝関節症による膝痛，多汗症
抑肝散 54	帯状疱疹後神経痛，神経障害性疼痛，慢性腰痛

緩和医療 頻用 10 処方

抑肝散 54	がん性疼痛（神経障害性疼痛を伴うもの）術後遷延痛，不眠，イライラ，せん妄
五苓散 17	浮腫，リンパ浮腫，腹水（漏出性腹水），脳浮腫
柴苓湯 114	浮腫，リンパ浮腫，脳浮腫 癌性腹膜炎による腹水（滲出性腹水）
牛車腎気丸 107	抗がん剤による末梢神経障害，味覚障害，頻尿，腰下肢痛
麦門冬湯 29	乾性咳嗽，口腔内乾燥，口腔内乾燥に伴う味覚障害
半夏瀉心湯 14	口内炎，放射線性食道炎，化学療法誘発性下痢
越婢加朮湯 28	浮腫，帯状疱疹急性期，腹水
通導散 105	便秘，骨転移痛
補中益気湯 41	全身倦怠感，食欲不振，術後回復促進 免疫力サポート
十全大補湯 48	全身倦怠感，貧血，褥瘡治癒促進，術後回復促進食欲不振

頻用処方解説

芍薬甘草湯（しゃくやくかんぞうとう）❻❽

適応病態	急激に起こる骨格筋・平滑筋のけいれんと，それに伴う疼痛
ペイン領域適応	こむら返り，急性腰痛症（ぎっくり腰），胃けいれん，胆石発作，尿路結石，筋肉痛，化学療法性末梢神経障害
効果発現	1回内服で判断可能（こむら返りでは5分以内）
解説	・骨格筋の有痛性筋けいれんとしてはこむら返りや急性腰痛症（ぎっくり腰），平滑筋の有痛性けいれんとしては胃けいれんなどの消化管けいれん，胆石症による胆石発作，尿路結石による有痛性発作にも有効な場合があります． ・パクリタキセル投与に伴う筋肉痛や末梢神経障害の緩和にも有効な場合があります． ・月経困難症にも有効な場合があります． ・構成生薬は芍薬（しゃくやく）・甘草（かんぞう）の2種類と少ないので即効性があります． ・スポーツで足がつるのを予防するために運動前後に内服します． ・肩こりに葛根湯（かっこんとう）❶＋芍薬甘草湯（しゃくやくかんぞうとう）❻❽など筋肉系の炎症症状の緩和目的に上乗せ効果が期待できます．

牛車腎気丸 ⑩⑦

適応病態	加齢に伴う諸症状,腰下肢の冷え痛み,神経の炎症
ペイン領域適応	坐骨神経痛,下肢のしびれ,慢性腰痛症,下肢痛,糖尿病性神経障害,化学療法性末梢神経障害,下肢筋力低下腰下肢痛
効果発現	14日〜
解説	・牛車腎気丸⑩⑦は加齢に伴う諸症状に頻用する漢方薬で,腰より下の疼痛・しびれ・冷え・浮腫に対して頻用します. ・牛車腎気丸⑩⑦は八味地黄丸❼に牛膝と車前子が加わり,附子が増量されているため,より痛みに対する作用や利尿促進作用が強化された漢方薬です. ・八味地黄丸❼より浮腫と冷えが強い時に使います. ・地黄が含まれているため胃に障ることがあります.

八味地黄丸 ❼	
適応病態	加齢に伴う諸症状
ペイン領域	坐骨神経痛，慢性腰痛症
効果発現	1ヵ月くらいからゆっくりと
解説	・加齢に伴う諸症状に頻用される漢方薬です． ・高齢者の腰や下肢の脱力感・しびれ・冷えに対してよく用います． ・疲れやすく，動作や反射が鈍くなり機敏性がなくなりぎこちなくなる，関節や筋肉が硬く動き，ものにつまずきやすく倒れやすいなどに有効なことがあります． ・地黄が含まれているため胃腸障害には注意が必要です．

桂枝加朮附湯 ⓲	
適応病態	冷えや湿気で増悪する上半身の関節痛，神経痛
ペイン領域適応	関節リウマチ，頸椎症，上肢神経痛，五十肩，三叉神経痛，肋間神経痛，帯状疱疹後神経痛，化学療法性上肢末梢神経障害など
効果発現	3日くらいから実感
解説	・体を温める作用と発汗作用を持つ桂枝湯❹+水のアンバランスを整える作用の蒼朮+温める作用と鎮痛作用の附子を加えた漢方薬です． ・温めて痛みを取る漢方薬で，温めると楽になる(入浴で改善)痛みに対して頻用します．

	当帰四逆加呉茱萸生姜湯 ㊳
適応病態	熱産生低下に伴う四肢末梢などの冷え症状
ペイン領域適応	冷えを伴う腰下肢痛，四肢の冷え痛み，レイノー症状，月経困難症
効果発現	7日〜
解説	・動脈機能障害による手足の血行不良や寒冷刺激による自他覚的四肢の冷えで，脈も細くて触れにくいものに適します． ・寒冷刺激で増悪する腰下肢痛，下腹部痛（術後痛を含む），四肢の痛みに使用します． ・手足の冷えが著明なレイノー症状，凍傷（予防には桂枝茯苓丸㉕をプラス），四肢の動脈血行障害，バージャー病にも頻用します． ・月経困難症や不妊症にも使用します． ・えぐみに近い苦味がありますが，効果を認める人は意外と飲めます．

加味逍遙散 ㉔

適応病態	更年期に伴う諸症状や更年期様症状（不定愁訴や多愁訴）
ペイン領域適応	月経困難症，筋緊張性頭痛，心因性舌痛症，顎関節症，肢端紅痛症
効果発現	7日〜
解説	・逍遙散＋牡丹皮＋山梔子で，のぼせ・怒りっぽさに対する清熱作用を強化した漢方薬． ・不安，不眠，のぼせ（ホットフラッシュ），イライラ，あちこちの痛みの訴えなど取り留めない神経症状を訴える場合（不定愁訴）に頻用されます． ・更年期障害の不定愁訴の他に，筋緊張性頭痛，心因性舌痛症，顎関節症などにも用います．

呉茱萸湯 ㉛

適応病態	冷えからくる頭痛
ペイン領域適応	慢性頭痛（片頭痛）
効果発現	発作時屯用では1回から15分〜30分で効果
解説	・やや虚弱で冷え症な人の反復性に起こる激しい頭痛，首や肩のこり，悪心・嘔吐に対して，つまり片頭痛や緊張型頭痛に頻用されます． ・緊張型頭痛には釣藤散㊼も頻用となります． ・女性の月経前後・疲労時に嘔気を伴う，頭痛時に足が冷えるなどに用います．

五苓散 ⑰	
適応病態	水のアンバランスによる症状
ペイン領域	慢性頭痛,三叉神経痛,硬膜穿刺後頭痛
効果発現	疼痛発作時屯用では1回目から効果実感
解説	・水のアンバランスを整える代表的処方. ・浮腫・尿量減少・口渇,天気の変わり目に増悪する症状にも用います. ・身体四肢のむくみ・四肢関節の腫れと痛み・下痢・嘔吐・めまい・メニエール病・痰・鼻水・冷え・身体が重くてだるい・頭が重い・尿が出にくいなど. ・硬膜穿刺後や二日酔いの頭痛にも著効する場合が多い.

防已黄耆湯 ⑳	
適応病態	膝関節と周囲の炎症・浮腫,口渇のない多汗
ペイン領域	変形性膝関節症による膝痛,多汗症
効果発現	14日〜
解説	・膝関節内と周囲の炎症・浮腫が原因の痛みに対して使用します. ・汗かきで水太り傾向の中年女性の変形性膝関節症に頻用しますが,附子末を併用すると有効率が上がります.黄耆が含まれているので多汗症にも効果を認めます. ・スポーツをして膝に水が溜まったようなときにもよく効きます.

抑肝散(よくかんさん)(54)	
適応病態	神経の高ぶり，ストレス性の怒り，イライラによる症状
ペイン領域適応	帯状疱疹後神経痛，神経障害性疼痛，慢性腰痛
効果発現	7 日〜14 日
解説	・認知症の周辺症状（BPSD）に対して頻用されます． ・ペインクリニック領域では，ストレス性の怒りからくる神経の高ぶりにより増幅された痛みや神経障害性疼痛に対して使用します． ・眠くならない鎮痛補助薬といった使い勝手で神経の高ぶりを抑えてくれるのでアガリ症の人や神経の高ぶりによる不眠にも使用します．

柴苓湯(さいれいとう)(114)	
適応病態	炎症を伴う水のアンバランスによる症状
緩和領域適応	浮腫，リンパ浮腫，がん性腹膜炎による腹水（滲出性腹水），脳浮腫
効果発現	7 日（早ければ 3 日位から）〜14 日
解説	・小柴胡湯(しょうさいことう)⑨（抗炎症作用）と五苓散(ごれいさん)⑰（抗浮腫作用）を足した漢方薬． ・炎症を伴う浮腫に対して使用します． ・五苓散(ごれいさん)⑰単独より抗炎症効果が強く，緩和領域では，リンパ浮腫や腹水貯留のファーストチョイスの漢方薬です．

麦門冬湯㉙

適応病態	気道・口腔内・喉頭における乾燥
緩和領域適応	乾性咳嗽,口腔内乾燥,口腔内乾燥に伴う味覚障害
効果発現	1日〜
解説	・気道・口腔内・喉頭に対して湿潤作用を持つ漢方薬. ・乾性咳嗽や口腔内乾燥に対して頻用します. ・口腔内乾燥が原因の味覚障害にも湿潤作用で効果を示すことがあります.

半夏瀉心湯⑭

適応病態	口腔内・消化管粘膜の炎症
緩和領域適応	口内炎,放射線性食道炎,化学療法誘発性下痢効
効果発現	3日〜
解説	・口腔内・消化管粘膜の炎症に対して速やかな消炎作用を示す漢方薬. ・緩和領域では,放射線治療や化学療法による口腔粘膜炎や食道炎・胃腸炎に対して頻用します. ・イリノテカンの下痢に対する予防投与効果や発症後投与の症状軽減効果もある程度(30〜40%位)期待できます.

	越婢加朮湯 ㉘
適応病態	熱感を伴う炎症性浮腫
緩和領域適応	浮腫,帯状疱疹急性期,腹水
効果発現	3日(早ければ翌日から)
解説	・熱感を伴う炎症性浮腫に使用する冷やす漢方薬. ・特に膝から下の浮腫に効果的です. ・体表面の浮腫に使用するほか,熱感を伴う炎症性浮腫に使用します. ・緩和領域では滲出性浮腫を伴うがん性腹膜炎に柴苓湯 ⓬ と併用すると著効する場合があります. ・長期使用では冷えを訴えることがあり,その際には減量または中止します.

	通導散 ⓱
適応病態	血のよどみとそれに伴う便秘,打撲
緩和領域適応	便秘,骨転移痛
効果発現	1日〜
解説	・打撲傷に使用する漢方薬. ・がん患者さんの西洋薬抵抗性の便秘に対して著効する場合があります. ・人により必要量が違うので3包分3で処方し症状に応じて自己調整します. ・骨転移痛に対して併用すると症状が軽減することもあります.

補中益気湯 ㊶

適応病態	慢性疲労・急性疲労，消化管機能低下，免疫系の一時的な低下
緩和領域適応	全身倦怠感，食欲不振，術後回復促進，免疫力サポート
効果発現	倦怠感・食欲不振に対しては3〜7日
解説	・別名「医王湯」と呼ばれる気力・体力回復の漢方薬． ・がん患者さんに限らず，急性疲労・慢性疲労に幅広く使用します． ・消化管機能を立て直し，食欲とともに腸管免疫も回復させます． ・術後，化学療法中などのサポートに重宝します．

十全大補湯 ㊽

適応病態	慢性疲労，免疫力低下，貧血
緩和領域適応	全身倦怠感，貧血，褥瘡治癒促進，術後回復促進，食欲不振
効果発現	早くても週単位，基本的には月単位
解説	・補中益気湯㊶よりもさらに弱っている人向けの気力・体力回復の漢方薬です． ・消耗して貧血を呈しているような人も適応になります． ・長期投与で貧血が改善することもあります． ・肝転移を抑制するという研究報告もあります．

おわりに

　僕たちのフローチャートシリーズもいろいろな領域で刊行されるようになりました．今回はペインと緩和のフローチャートです．共著者の棚田先生には敢えて難しい用語を排除して，そして全くの初心者でも漢方が使えるように執筆をお願いしました．そしてふんだんに臨床医としての知見を入れるようにもお願いしました．つまり漢方をペインと緩和領域で使用するためのクリニカルパール集なのです．僕は敢えて，ステップアップの立場から記載しました．現代中医学や中国の実際を記載してあります．中医学の本の多くは日本版中医学で，現代中医学に触れている本が少ないのです．そんな視点からもちょっと挑戦的な内容にしました．フローチャートで漢方好きになっても，次のステップで漢方嫌いになる先生が少なくないからです．和漢と現代中医学の違いを知ってから勉強することがなにより近道と思ったからです．まったくの初心者の方は，臆せず，ともかく西洋医学で困っている患者さんに300例を目指して，どんどん処方してください．それが何より漢方の上達に必須の要件です．

　エビデンスがまだまだ明確にされていない漢方をいかに納得して使用してもらうかの智恵は，「道具」という言葉にありました．まず臨床に役立つ「道具」と思って漢方を使うのです．エビデンスやサイエンスは「道具」と思えば不要になります．西洋医学の専門医が使って，そして西洋医学の専門医が有効性を認識することがなにより漢方の発展に繋がります．

　たまたまのご縁で棚田先生とは知り合いました．僕は人とのご縁はいつもとてもいいのです．いろいろな人に出会い，

助けてもらいながら楽しく生きています．毎週漢方を教えて下さる松田邦夫先生には，言葉では言い表せないほどの恩義を感じています．処方選択には漢方診療が不要という立場の僕を，「いろいろな立ち位置の医師がいてもいい」と心優しく応援して頂いています．和漢を極めた先生としては釈然としない部分もあるでしょうが，僕はその多様性を受け入れ，ともかく漢方の発展に役立てばいいという考えの松田邦夫先生を今更ながら尊敬しているのです．

　いつも，いつも書きたい本を書かせて頂ける新興医学出版社林峰子社長に御礼申し上げます．そして，僕を中国語学習に導いてくれた環境とご縁にお礼を言いたいのです．本気で中国語を勉強して，そして本気で現代中医学を学び始めてまた新しい世界が開けました．

　令和元年7月

新見正則

参考文献

1) 松田邦夫,稲木一元:臨床医のための漢方［基礎編］.カレントテラピー,1987
2) 大塚敬節:大塚敬節著作集 第1巻～第8巻 別冊.春陽堂,1980-1982
3) 大塚敬節,矢数道明,清水藤太郎:漢方診療医典.南山堂,1969
4) 大塚敬節:症候による漢方治療の実際.南山堂,1963
5) 稲木一元,松田邦夫:ファーストチョイスの漢方薬.南山堂,2006
6) 大塚敬節:漢方の特質.創元社,1971
7) 大塚敬節:漢方と民間薬百科.主婦の友社,1966
8) 大塚敬節:東洋医学とともに.創元社,1960
9) 大塚敬節:漢方ひとすじ:五十年の治療体験から.日本経済新聞社,1976
10) 松田邦夫:症例による漢方治療の実際.創元社,1992
11) 日本医師会 編:漢方治療のABC.日本医師会雑誌臨増108(5),1992
12) 大塚敬節:歌集杏林集.香蘭詩社,1940
13) 三潴忠道:はじめての漢方診療十五話.医学書院,2005
14) 花輪壽彦:漢方診療のレッスン.金原出版,1995
15) 松田邦夫:巻頭言:私の漢方治療.漢方と最新治療13(1):2-4,世論時報社,2004
16) 新見正則:本当に明日から使える漢方薬.新興医学出版社,2010
17) 新見正則:西洋医がすすめる漢方.新潮社,2010
18) 新見正則:プライマリケアのための血管疾患のはなし漢方診療も含めて.メディカルレビュー社,2010
19) 新見正則:フローチャート漢方薬治療.新興医学出版社,2011
20) 新見正則:じゃあ,死にますか? リラックス外来トーク術.新興医学出版社,2011

21) 新見正則:簡単モダン・カンポウ.新興医学出版社,2011
22) 新見正則:じゃぁ,そろそろ運動しませんか? 新興医学出版社,2011
23) 新見正則:iPhone アプリ「フローチャート漢方薬治療」
24) 新見正則:じゃぁ,そろそろ減量しませんか? 新興医学出版社,2012
25) 新見正則:鉄則モダン・カンポウ.新興医学出版社,2012
26) 松田邦夫・新見正則:西洋医を志す君たちに贈る漢方講義.新興医学出版社,2012
27) 新見正則:実践ちょいたし漢方.日本医事新報4683(1),2014
28) 新見正則:症例モダン・カンポウ.新興医学出版社,2012
    新見正則:飛訳モダン・カンポウ.新興医学出版社,2013
29) 新見正則:患者必読―医者の僕がやっとわかったこと―.朝日新聞出版,2014
30) 新見正則:フローチャート漢方薬治療2.新興医学出版社,2014
31) 新見正則:3秒でわかる漢方ルール.新興医学出版社,2014
32) 新見正則:患者さんのためのフローチャート漢方薬.新興医学出版社,2015
33) 新見正則:実践3秒ルール128漢方処方分析.新興医学出版社,2016
34) 新見正則:ボケずに元気に80歳!―名医が明かすその秘訣―.新潮文庫,2017
35) 新見正則:論文からひもとく外科漢方.日本医事新報社,2017
36) 新見正則:メディカルヨガ―誰でもできる基本のポーズ―.新興医学出版社,2017
37) 新見正則:フローチャートこども漢方薬―びっくり・おいしい飲ませ方―.新興医学出版社,2017
38) 新見正則:フローチャートがん漢方薬―サポート医療・副作用軽減・緩和に―.新興医学出版社,2017
39) 新見正則:イグノーベル的バランス思考―極・健康力―.新興医学出版社,2017
40) 新見正則:フローチャート高齢者漢方薬―フレイルこそ漢方

のターゲット―．新興医学出版社，2017
41) 新見正則，千福貞博，坂﨑弘美：漢方♥外来ナンパ術．新興医学出版社，2017
42) 新見正則，チータム倫代：フローチャート皮膚科漢方薬．新興医学出版社，2018
43) 新見正則，古郡規雄：フローチャートメンタル漢方薬―臨床精神薬理学の第一人者が教えます！―．新興医学出版社，2019
44) 新見正則，千福貞博，坂﨑弘美：漢方♥外来　先生，儲かりまっか？　新興医学出版社，2019
45) 新見正則，鈴木美香：フローチャート女性漢方薬―とくに女性には効果バツグン！．新興医学出版社，2019
46) 土方康世，世良田和幸監：今日から実践痛みの漢方治療．医歯薬出版，2009
47) 板東正造編著：漢方治療44の鉄則―山本巖先生に学ぶ病態と薬物の対応．メディカルユーコン，2006
48) 山方勇次編集・福冨稔明著：漢方123処方臨床解説―師・山本巖の訓え．メディカルユーコン，2016
49) 北島政樹総監修：漢方の科学化Kampo Science Visual Review．ライフ・サイエンス，2017
50) 北島政樹監修・今津嘉宏編集：がん漢方．南山堂，2012

索 引

あ

安中散⑤（あんちゅうさん）……137
温清飲(57)（うんせいいん）……83, 153
越婢加朮湯㉘（えっぴかじゅつとう）……79, 109, 111, 145, 165
黄連解毒湯⑮（おうれんげどくとう）……155, 157
乙字湯③（おつじとう）……117

か

葛根湯①（かっこんとう）……93, 169
加味帰脾湯(137)（かみきひとう）……181
加味逍遙散㉔（かみしょうようさん）……113, 121, 183
桔梗湯(138)（ききょうとう）……157
芎帰膠艾湯(77)（きゅうききょうがいとう）……187
桂枝加芍薬湯(60)（けいしかしゃくやくとう）……75, 135
桂枝加朮附湯⑱（けいしかじゅつぶとう）……81, 99
桂枝加竜骨牡蛎湯㉖（けいしかりゅうこつぼれいとう）……177
桂枝茯苓丸㉕（けいしぶくりょうがん）……77, 83, 101, 115, 119, 123
五積散(63)（ごしゃくさん）……103
牛車腎気丸(107)（ごしゃじんきがん）……103, 105, 107, 151, 183, 190
呉茱萸湯㉛（ごしゅゆとう）……87, 91, 173
五苓散⑰（ごれいさん）……79, 91, 145, 165, 167

さ

柴胡加竜骨牡蛎湯⑫（さいこかりゅうこつぼれいとう）……121, 179
柴胡桂枝湯⑩（さいこけいしとう）……137
柴苓湯(114)（さいれいとう）……145, 165, 167
紫雲膏(501)（しうんこう）……158
四逆散㉟（しぎゃくさん）……97, 113, 121
芍薬甘草湯(68)（しゃくやくかんぞうとう）……75, 93, 95, 99, 101, 111, 135, 149, 171, 191
十全大補湯㊽（じゅうぜんたいほとう）……189
潤腸湯(51)（じゅんちょうとう）……143
小建中湯(99)（しょうけんちゅうとう）……75
小半夏加茯苓湯㉑（しょうはんげかぶくりょうとう）……131
真武湯㉚（しんぶとう）……139

川芎茶調散 (124) （せんきゅうちゃちょうさん）……85, 87
疎経活血湯 (53) （そけいかっけつとう）……103, 105

た

大防風湯 (97) （だいぼうふうとう）……83, 111
治打撲一方 (89) （ぢだぼくいっぽう）……77, 97, 115, 123, 143, 163
釣藤散 ㊼ （ちょうとうさん）……89
猪苓湯 ㊵ （ちょれいとう）……187
通導散 (105) （つうどうさん）……77, 141, 163
桃核承気湯 (61) （とうかくじょうきとう）……85, 93, 119, 141
当帰四逆加呉茱萸生姜湯 ㊳ （とうきしぎゃくかごしゅゆしょうきょうとう）
……103, 107, 125
当帰芍薬散 ㉓ （とうきしゃくやくさん）……119, 123, 125

な

二朮湯 (88) （にじゅつとう）……95
人参養栄湯 (108) （にんじんようえいとう）……175, 189

は

麦門冬湯 ㉙ （ばくもんどうとう）……175, 183, 185
半夏厚朴湯 ⑯ （はんげこうぼくとう）……176
半夏瀉心湯 ⑭ （はんげしゃしんとう）……131, 155, 157, 159, 171
茯苓飲 (69) （ぶくりょういん）……133, 173
茯苓飲合半夏厚朴湯 (116) （ぶくりょういんごうはんげこうぼくとう）……173
附子末 （ぶしまつ）……93, 95, 99, 109, 111, 151
防已黄耆湯 ⑳ （ぼういおうぎとう）……109, 111
補中益気湯 ㊶ （ほちゅうえっきとう）……117, 133, 185, 189

ま

麻黄湯 ㉗ （まおうとう）……161
麻黄附子細辛湯 (127) （まおうぶしさいしんとう）……81
麻杏甘石湯 (55) （まきょうかんせきとう）……117
麻杏薏甘湯 (78) （まきょうよくかんとう）……85, 149
麻子仁丸 (126) （ましにんがん）……143

や

抑肝散 (54) （よくかんさん）……81, 89, 99, 105, 107, 113, 115, 121, 147, 151, 163, 173, 179, 181
抑肝散加陳皮半夏 (83) （よくかんさんかちんぴはんげ）……147

88002-583 JCOPY

ら

六君子湯 ❹ （りっくんしとう） 131, 133

書店にて好評発売中

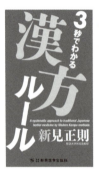

3秒でわかる 漢方ルール

新見正則（帝京大学医学部外科 准教授）：著

● 生薬から漢方の世界を推論します!!

B6変型判　168頁
定価（本体価格2,700円＋税）
ISBN9784880021836

―――――― CONTENTS ――――――

Ⅰ．相関の世界にわかりやすいルールを！

因果が大切か，相関で十分か？
ビッグデータ，そしてインフルトレンド
コンプレキシティ（複雑系），そしてボイド
Improbable, つまり有り得ないこと！　　ほか

Ⅱ．まったくの初心者向け―漢方が上達するために―

漢方上達のための7箇条
　❶いっそ，ラムネと思って処方しよう
　❷無限の海を泳がない
　❸人の経験は信じない
　❹食べ物の延長と思って処方する
　❺保険適応でなければ意味がない
　❻医療費の削減になることを体感する
　❼古典は読まない．腹診はしない
究極の上達の法則　本当にラムネと思って使用する！　　ほか

株式会社　新興医学出版社　info@shinkoh-igaku.jp

ぜひ本書とあわせてお読み下さい

●因果を求めず相関を理解しよう！

複雑混沌とした漢方の世界にわずか3秒で合理的に理解できるルールをまとめました。今まで誰も書かなかった、Improbable（ありえない）本ができました。お楽しみください。

●松田邦夫先生ご推薦!!

生薬一つ一つの主要な働きを知ると，漢方処方の働きがわかるようになります．

処方の法則性を見いだそうとするのは，一段上のレベルの勉強ですが，実は面白い，実地に役立つことです．いつものように新見先生らしさが出ている楽しい有用な本です．ぜひ多くの方に読んでいただきたく推薦いたします．

社団法人日本東洋医学会元会長名誉会員　松田邦夫

Ⅲ. 中級者も納得！複雑で混沌とした世界に体系的法則を

漢方15分類チャート
1つの生薬で漢方の方向性がわかる
すべての生薬の方向性
虚実のルール
寒熱のルール
腹診のルール
気・血・水のルール
気逆・気うつ・気虚・血虚・瘀血・水毒のルール
生薬数で分類
生薬の加減で名前が異なる漢方薬
まれに使用される生薬から魅力を探る　ほか

Ⅳ. 上級者もビックリ！さらなる混沌とした世界にも体系的法則を

六病位のルール　　　脈診のルール
舌診のルール　　　　おまけとあそび

株式会社 新興医学出版社　info@shinkoh-igaku.jp

【著者略歴】

新見 正則　Masanori Niimi, MD, DPhil, FACS

1985 年	慶應義塾大学医学部卒業
1993 年～1998 年	英国オックスフォード大学医学部博士課程留学 移植免疫学で Doctor of Philosophy（DPhil）取得
1998 年～	帝京大学医学部に勤務
2002 年	帝京大学外科准教授
2013 年	イグノーベル医学賞

専　門
消化器外科，血管外科，移植免疫学，日本東洋医学会指導医・専門医，労働衛生コンサルタント，日本体育協会認定スポーツドクター，セカンドオピニオンのパイオニアとしてテレビ出演多数．
漢方医学は松田邦夫先生（東大 S29 年卒）に学ぶ．

趣　味　トライアスロン，中国語，愛犬ビションフリーゼ

棚田　大輔　Daisuke Tanada, MD

2006 年	信州大学医学部卒業
2011 年	兵庫医科大学ペインクリニック部
2014 年～	兵庫医科大学麻酔科学疼痛制御科学講座助教　緩和ケア専従医
2016 年～	兵庫医科大学病院緩和ケアセンター副センター長

専　門
日本東洋医学会漢方専門医，日本緩和医療学会専門医，日本ペインクリニック学会専門医，日本麻酔科学会麻酔科指導医・専門医

趣　味　バスケットボール，ハーフマラソン，ワイン

第 4 刷	2023 年 7 月 19 日
第 1 版発行	2019 年 7 月 25 日

©2019

フローチャートいたみ漢方薬

（定価はカバーに表示してあります）

イラスト	高野綾美	著者	新見正則・棚田大輔
		発行者	林　　峰子
検印省略		発行所	株式会社 新興医学出版社 〒113-0033　東京都文京区本郷6丁目26番8号 電話　03(3816)2853　　FAX　03(3816)2895

印刷　三報社印刷株式会社　　ISBN978-4-88002-583-4　　郵便振替　00120-8-191625

- 本書の複製権・翻訳権・上映権・譲渡権・公衆送信権（送信可能化権を含む）は株式会社新興医学出版社が保有します．
- 本書を無断で複製する行為（コピー，スキャン，デジタルデータ化など）は，著作権法上での限られた例外（「私的使用のための複製」など）を除き禁じられています．研究活動，診療を含み業務上使用する目的で上記の行為を行うことは大学，病院，企業などにおける内部的な利用であっても，私的使用には該当せず，違法です．また，私的使用のためであっても，代行業者等の第三者に依頼して上記の行為を行うことは違法となります．
- JCOPY 〈（社）出版者著作権管理機構　委託出版物〉
本書の無断複製は著作権法上での例外を除き禁じられています．複製される場合は，そのつど事前に，（社）出版者著作権管理機構（電話 03-5244-5088, FAX03-5244-5089，e-mail：info@jcopy.or.jp）の許諾を得てください．